中药顺歌

（第二版）

王瑞麟　编

河南科学技术出版社

·郑州·

图书在版编目（CIP）数据

中药顺歌/王瑞麟编．—2版．—郑州：河南科学技术出版社，2013.4
（2014.7 重印）
ISBN 978 - 7 - 5349 - 5243 - 2

Ⅰ．①中⋯　Ⅱ．①王⋯　Ⅲ．①方歌 - 汇编　Ⅳ．①R289.4

中国版本图书馆 CIP 数据核字（2011）第 254782 号

出版发行：河南科学技术出版社
　　　　　地址：郑州市经五路 66 号　　邮编：450002
　　　　　电话：（0371）65737028
　　　　　网址：www. hnstp. cn
策划编辑：马艳茹　吴　沛
责任编辑：吴　沛
责任校对：崔春娟
封面设计：张　伟
版式设计：栾亚平
责任印制：朱　飞
印　　刷：开封市精彩印务有限公司
经　　销：全国新华书店
幅面尺寸：170 mm×240 mm　印张：12.75　字数：227 千字
版　　次：2013 年 4 月第 2 版　2014 年 7 月第 3 次印刷
定　　价：30.00 元

如发现印、装质量问题，影响阅读，请与出版社联系。

再版前言

　　《中药顺歌》（第一版）自 1986 年 11 月出版至今已历 24 载。在第一版前言中曾说："现虽年近古稀，但仍坚持学习，为患者治病，在耳顺之年总结、整理常用有效药物四百余味，编成顺歌三百八十九首，写出《中药顺歌》一书。"光阴似箭，不知不觉已步入被人们称为"老寿星"之年。仍然坚持"活到老、学到老、济世活人到老"，坚持"老骥伏枥"，志在传承弘扬中医药学走向世界。按计划在 80 岁已伏案将调动内因的《长寿经》完成。2008 年《河南中医一附院》4 月第 4 期"丰碑"栏目中，以"精勤不倦谋创新，八代传承济世人——记我院创始人之一：肿瘤科、外科、新医科创始人王瑞麟先生"为题发表的文章使我受到鼓舞。三代世医都同时在河南中医学院第一附属医院工作，完全受益于党的中医政策之英明。子孙等组成"王瑞麟学术思想研委会"历时 5 年整理编写的《王瑞麟乙肝转阴经验和用药技巧》书稿，和《中药顺歌》修订后一并交由河南科学技术出版社出版。

　　吾结合《中药顺歌》和历经 70 余年的用药经验及阅读的古今文献体会到许多单味中药有"一味多能"功效，提倡用药在"精"不在多，指出"多者不多，少者不少"的"少而精"用药法；为防止、避免服中药后的毒副作用，总结出"主、辅、保、抗"的组方用药法。充分反映出中医整体观的辨证施治方法的优越性，以及中草药单味与复方的有机结合治疗的方法，体现了独特性与整体性的有机结合，实为组方用药之妙法矣。趁此《中药顺歌》再版之际公布此用药经验供同道参考，不当之处敬请批评。

　　正当"七月秋样样收"的大好时期，又值《中药顺歌》再版之时，非常感谢河南科学技术出版社各位编辑付出的辛苦劳动。再向由子孙们为吾组成的学术思想研委会的成员，说一声辛苦了！在此并祝贺您们在各自工作岗位上勤奋努力，在传承、弘扬中国医药学方面与时俱进作出新的成绩。

编　者
2010 年 10 月于河南中医学院第一附属医院

第一版　前言

　　余自幼随先父王忠学医，二十岁悬壶至今已四十余载。现虽年近古稀，但仍坚持学习，为患者治病，在耳顺之年总结、整理常用有效药物四百余味，编成顺歌三百八十九首，写出《中药顺歌》一书。

　　编写此书，是为了反映中药现代研究的科学技术成就，提高中药研究水平，继承和发扬祖国医学，利于中西医互相学习。全书根据临床经验和体会，参考《本草纲目》、《全国中草药汇编》、《中药大辞典》、《新编中药学》及近代药理实验和临床报道的有关资料写成初稿后，交长子王旭修订而成。

　　本书分预防药、解表药、清热药及抗癌药等共二十九类，均以歌诀形式介绍每味中药的性味、归经、功能、主治，并且在歌后加附方、实验参考资料等内容。读者可在阅顺歌时参看附方和实验参考资料部分。另外，书末附有常用中药简歌（王同德所作）和中药顺歌索引，方便读者查找、记忆。

　　见于作者本人水平所限，错误之处难免，欢迎批评指正。

编　者

1985 年 2 月

目 录

目录

中药顺歌

（第二版）

王瑞麟 编

河南科学技术出版社

·郑州·

图书在版编目（CIP）数据

中药顺歌/王瑞麟编 . —2 版 . —郑州：河南科学技术出版社，2013.4
（2014.7 重印）
ISBN 978 – 7 – 5349 – 5243 – 2

Ⅰ . ①中… Ⅱ . ①王… Ⅲ . ①方歌 – 汇编 Ⅳ . ①R289.4

中国版本图书馆 CIP 数据核字（2011）第 254782 号

出版发行：河南科学技术出版社
地址：郑州市经五路 66 号 邮编：450002
电话：（0371）65737028
网址：www.hnstp.cn
策划编辑：马艳茹 吴 沛
责任编辑：吴 沛
责任校对：崔春娟
封面设计：张 伟
版式设计：栾亚平
责任印制：朱 飞
印 刷：开封市精彩印务有限公司
经 销：全国新华书店
幅面尺寸：170 mm × 240 mm 印张：12.75 字数：227 千字
版 次：2013 年 4 月第 2 版 2014 年 7 月第 3 次印刷
定 价：30.00 元

如发现印、装质量问题，影响阅读，请与出版社联系。

《中药顺歌》（第一版）自 1986 年 11 月出版至今已历 24 载。在第一版前言中曾说："现虽年近古稀，但仍坚持学习，为患者治病，在耳顺之年总结、整理常用有效药物四百余味，编成顺歌三百八十九首，写出《中药顺歌》一书。"光阴似箭，不知不觉已步入被人们称为"老寿星"之年。仍然坚持"活到老、学到老、济世活人到老"，坚持"老骥伏枥"，志在传承弘扬中医药学走向世界。按计划在 80 岁已伏案将调动内因的《长寿经》完成。2008 年《河南中医一附院》4 月第 4 期"丰碑"栏目中，以"精勤不倦谋创新，八代传承济世人——记我院创始人之一：肿瘤科、外科、新医科创始人王瑞麟先生"为题发表的文章使我受到鼓舞。三代世医都同时在河南中医学院第一附属医院工作，完全受益于党的中医政策之英明。子孙等组成"王瑞麟学术思想研委会"历时 5 年整理编写的《王瑞麟乙肝转阴经验和用药技巧》书稿，和《中药顺歌》修订后一并交由河南科学技术出版社出版。

吾结合《中药顺歌》和历经 70 余年的用药经验及阅读的古今文献体会到许多单味中药有"一味多能"功效，提倡用药在"精"不在多，指出"多者不多，少者不少"的"少而精"用药法；为防止、避免服中药后的毒副作用，总结出"主、辅、保、抗"的组方用药法。充分反映出中医整体观的辨证施治方法的优越性，以及中草药单味与复方的有机结合治疗的方法，体现了独特性与整体性的有机结合，实为组方用药之妙法矣。趁此《中药顺歌》再版之际公布此用药经验供同道参考，不当之处敬请批评。

正当"七月秋样样收"的大好时期，又值《中药顺歌》再版之时，非常感谢河南科学技术出版社各位编辑付出的辛苦劳动。再向由子孙们为吾组成的学术思想研委会的成员，说一声辛苦了！在此并祝贺您们在各自工作岗位上勤奋努力，在传承、弘扬中国医药学方面与时俱进作出新的成绩。

编　者

2010 年 10 月于河南中医学院第一附属医院

第一版 前言

　　余自幼随先父王忠学医，二十岁悬壶至今已四十余载。现虽年近古稀，但仍坚持学习，为患者治病，在耳顺之年总结、整理常用有效药物四百余味，编成顺歌三百八十九首，写出《中药顺歌》一书。

　　编写此书，是为了反映中药现代研究的科学技术成就，提高中药研究水平，继承和发扬祖国医学，利于中西医互相学习。全书根据临床经验和体会，参考《本草纲目》、《全国中草药汇编》、《中药大辞典》、《新编中药学》及近代药理实验和临床报道的有关资料写成初稿后，交长子王旭修订而成。

　　本书分预防药、解表药、清热药及抗癌药等共二十九类，均以歌诀形式介绍每味中药的性味、归经、功能、主治，并且在歌后加附方、实验参考资料等内容。读者可在阅顺歌时参看附方和实验参考资料部分。另外，书末附有常用中药简歌（王同德所作）和中药顺歌索引，方便读者查找、记忆。

　　见于作者本人水平所限，错误之处难免，欢迎批评指正。

编　者

1985 年 2 月

目 录

一、预防药

贯　众

【附方】

1. 预防流行性感冒方　贯众（粗茎鳞毛蕨）60克水煎服，或放入饮用水中1～2个。

2. 预防流行性脑脊髓膜炎方　贯众、大青叶、板蓝根各10克。水煎，连服7日。

3. 治流行性感冒方　羌活10克，甘草10克，防风10克，细辛6克，白芷10克，川芎10克，黄芩12克，生地12克，鱼腥草30克，贯众30克。水煎服。如果无汗加大葱白5寸，生姜5片；咳嗽加百部15克；发热加生石膏15～30克，知母12克；高热加寒水石10～15克。

4. 治功能性子宫出血方　贯众（粗茎鳞毛蕨）炭30克，海螵蛸12克。共研细粉。每次服3克，每日3次。

5. 治阿米巴痢疾方　炒贯众20克，炒金银花20克，甘草10克。共研细末。每次2～5克，温开水冲服，每3～4小时冲服1次。

【实验参考资料】粗茎鳞毛蕨因含绵马素，而有驱虫作用。煎剂在试管内对猪蛔、蚯蚓与水蛭均有杀伤作用，也能驱除牛肝蛭。贯众浸剂、煎剂在试管内对流感杆菌、脑膜炎、双球菌、志贺杆菌和福氏痢疾杆菌均有抑制作用。贯众对流感病毒，有很强的抑制作用，对479号腺病毒3型、72号脊髓灰白质炎Ⅱ型、44号埃可6型、柯萨奇单纯疱疹等7种有代表性的病毒株均有较强的抑制作用。贯众煎剂稀释液，对蟾酥体外心脏有明显抑制作用，使家兔体外子宫收缩增强。

> 贯众苦凉入肝经，凉血止血又杀虫，
> 清热解毒治乙脑，流脑流感痢疾病，
> 吐衄崩带肠风疾，钩蛔蛲虫一服净，
> 抑制流感病毒菌，妇女怀孕宜慎用。

牛　筋　草

【附方】　预防乙型脑炎方：鲜牛筋草60～120克。水煎，代茶饮。

【实验参考资料】　牛筋草煎剂对乙脑病毒有抑制作用。

> 牛筋草甘入肝平，散瘀止血又祛风，
> 清热解毒能利湿，防治乙脑流脑同，
> 黄疸肠炎尿路炎，痢疾风湿关节痛，
> 外治跌打与出血，狗咬全草捣涂用。

土 牛 膝

【附方】

1. 防治白喉方　土牛膝（鲜根）30～60 克。水煎服。

2. 治白喉方　鲜土牛膝 30～60 克，生地 30 克，玄参 24 克，麦冬 18 克，川贝母 12 克，牡丹皮 12 克，白芍 12 克，甘草 10 克，薄荷 9 克。水煎服。每日 1～2 剂。

> 土牛膝苦酸性平，清热解毒利尿灵，
> 破血通经壮筋骨，主治白喉咽肿痛，
> 感冒发热腮腺炎，风湿关节肾炎肿，
> 泌尿结石与疟疾，跌打损伤并痛经。

【实验参考资料】　动物实验说明，土牛膝根在机体内有中和白喉杆菌毒素的作用，可预防白喉。从全草中分离出一种（含有两种生物碱）混合物，能升高麻醉犬的血压，引起其短暂的呼吸兴奋，加强心脏收缩；能拮抗各种物质引起的肠管及子宫平滑肌痉挛；对大鼠有轻度抗利尿作用。本品种子中分离出来的皂苷混合物，能使体外蛙心、兔心、豚鼠心及在位鼠心的收缩力明显加强；当心脏处于衰竭状态时，可使其张力增强；当心肌乳头衰竭时，用此皂苷能增强其收缩力，比洋地黄作用快。

紫 草

【附方】

1. 预防麻疹方　紫草、白糖各 30 克。水煎后徐徐饮。在麻疹流行时，连服 7 日。

2. 治绒毛膜上皮癌　紫草根 60 克。水煎，分 2 次服，每日 1 剂。

> 紫草甘寒入心肝，清热凉血透疹全，
> 斑疹紫黑色不润，急慢肝炎痛肿安，
> 善治绒毛上皮癌，溃疡烫冻便秘煎，
> 皮肤湿疹玫瑰疹，绝育轻煎可试验。

3. 治下肢溃疡方　紫草 30 克，红升丹 3～6 克，麻油 60 克，冰片 3～6 克，黄蜡 120 克。熬成软膏。用时将药涂于敷料上，溃疡面涂碘伏后贴于患部，如溃疡面皮肤起湿疹瘙痒，可撒适量硫黄粉吸水止痒，再用绷带扎好。5～7 日换药 1 次。

4. 治玫瑰糠疹方　紫草 15～30 克。水煎服。每日 1 剂，10 日为 1 个疗程。平均服药 9 剂见效，停药几日后，可适当续用几个疗程。

【实验参考资料】　在试管内紫草对京科 68－1 病毒有抑制作用，对金黄色葡萄球菌、大肠杆菌也能抑制。紫草生理盐水浸液对絮状表皮癣菌、羊毛状小芽孢癣菌等皮肤真菌均有抑制作用。口服紫草煎剂，可解热。紫草有明显抑制小鼠发情周期和生育能力的效果，并有明显的抗垂体促性腺激素及抗绒毛膜促性腺激素的作用。有效成分不耐高热、久煎。

马 鞭 草

【附方】 治阴囊肿痛方：马鞭草
30 克，黄柏 15 克，小茴香 10 克，甘
草 10 克。水煎服。

> 马鞭草苦凉微寒，能入肝脾两经间，
> 清热解毒又利尿，通经散瘀经闭痊，
> 血吸虫和丝虫病，感冒疟疾白喉安，
> 善治咽痛肝硬化，尿路感染胃肠炎。

【实验参考资料】 水和醇提取物
有消炎作用。水煎剂在 31 毫克/毫升
浓度时，于体外能杀死钩端螺旋体（波蒙那群）。本品针剂控制疟疾症状，
抑制、杀灭疟原虫效果较好，有消炎和镇痛作用。全草煎剂对金黄色葡萄球
菌、福氏痢疾杆菌均有抑制作用。

大 蒜

【附方】

1. 预防流感方 大蒜汁 1 份，凉
开水 9 份，混合。每日滴鼻 3 ~ 5 次，
每次 1 滴，连滴 3 日。也可用大蒜 15
克，白糖适量。蒜捣烂，兑凉开水 40
毫升，加入适量白糖，分 2 次服，连服 5 日。

> 大蒜辛温入脾肺，止咳止痢能健胃，
> 杀菌治虫效果好，肺痨肠炎功自倍，
> 阿米巴痢百日咳，蛲虫钩虫遇之畏，
> 预防流感与流脑，外治滴虫癣佳贵。

2. 预防流行性脑脊髓膜炎方 大蒜 5 克（去皮），15 岁以下儿童减半，
每日 1 次，在进餐时同服，连服 3 日。

3. 治白喉方 生大蒜 3 ~ 5 克，置 75% 乙醇内浸 3 ~ 5 分钟，放入消毒
器皿中捣烂如泥状。取 2 厘米 × 2 厘米消毒纱布垫，涂上蒜泥 1 ~ 2 克，贴
于患者双手合谷穴，绷带固定。4 ~ 6 小时局部有痛痒及灼热感；8 ~ 10 小时
表面出现水疱，用消毒针刺破拭干，涂以甲紫液消毒纱布包扎，防止感染。
一般涂药 8 ~ 10 小时后咽喉病灶即明显缩小，乃至消失，假膜逐渐脱落，痊
愈。

4. 治肺结核方 大蒜 1 ~ 2 头，去皮捣如泥，涂于口罩上，再盖上另一
个口罩将蒜泥夹在中间，然后罩在鼻子上。每日早晚各换 1 次，以愈为度。

5. 治细菌性痢疾、阿米巴痢疾方 大蒜 10 ~ 15 克，去皮捣烂，用白糖
水冲服或制成大蒜糖浆，每次服 5 ~ 20 毫升。也可用 5% 的大蒜液保留灌
肠。

【实验参考资料】 生大蒜在试管内对化脓性球菌、结核杆菌、痢疾杆
菌、伤寒杆菌、副伤寒杆菌、霍乱弧菌等均有抑制作用。对青霉素、链霉

素、氯霉素、金霉素耐药的细菌，用大蒜制剂仍敏感。生大蒜水浸液在体外，对脑膜炎双球菌有较强的抑制作用；对多种致病性皮肤真菌（包括白假丝酵母菌）均有不同程度的抑制作用或杀灭作用。大蒜在试管中能很快杀死滴虫。体外试验，大蒜中的植物杀菌素，可迅速杀死大鼠或豚鼠的精子，被杀死的精子未发现有形态学上的变化。雄大鼠吸入此药并不干扰正常精子的发生。腹腔注射大蒜水浸液，对小鼠艾氏腹水癌有一定效果。大蒜初提物对大鼠腹水肉瘤细胞，具有抗有丝分裂的作用。食饲雄小鼠以新鲜大蒜可完全抑制乳腺癌的发生。大蒜制剂口服可以改善慢性铅中毒的症状。

二、防治气管炎药

棉 花 根

【附方】

1. 治慢性气管炎　棉花根 60 ~ 120 克。水煎 2 小时以上，分 2 ~ 3 次口服。10 日为 1 个疗程。

2. 治体虚气弱和小儿营养不良方　棉花根 30 克，大枣 10 枚。水煎服。

> 棉花根温味甘咸，补气平喘止咳痰，
> 体虚浮肿配大枣，主治慢性气管炎，
> 子宫脱垂药宜重，倍加枳壳生用煎，
> 抑制肿瘤有疗效，食管癌加半枝莲。

3. 治子宫脱垂方　棉花根 60 克，生枳壳 12 克。水煎服。

【实验参考资料】　动物实验证明棉花根提取物可增强抗体的生理功能，改善机体对疾病的抵抗力，如抗炎、抗寒、抗过敏能力等。其树脂类混合物能祛痰、平喘。棉花根有收缩子宫的作用。棉酚对雄性大鼠有明显的抗生育作用，每日 12 ~ 24 毫克/千克，连给 5 周，作用可以维持 4 ~ 6 周，停药时大鼠输精管、附睾内精子全部死亡。随着停药时间延长，精子逐渐恢复活动。棉子酚对雄大鼠没有明显毒性。棉花根对金黄色葡萄球菌有较强的抑制作用。棉花子酚能抑制流感 A 病毒 PR_8 的繁殖。接触实验表明棉酚对吉田肉瘤有显著抑制作用，对艾氏腹水癌也有一定效果。在实验性移植肿瘤中对小鼠艾氏腹水癌效果显著，对肉瘤 –37、肉瘤 –180、大鼠腹水型肝肿瘤瓦克癌及小鼠乳腺癌也有一定作用。

005

矮 地 茶

【附方】

1. 治关节风湿痛方　矮地茶干根 15 ~ 30 克。水煎或调酒服。

2. 治慢性气管炎　矮地茶 45 克，水煎服。

> 矮地茶辛微苦平，止咳化痰利水行，
> 活血解毒治肺炎，支气管炎结核病，
> 尿路感染和痢疾，肝炎肾炎并痛经，
> 风湿酸痛跌打损，外治漆疮瘰痒症。

【实验参考资料】　本品水煎剂腹腔给药，对小鼠实验性咳嗽有明显止咳作用。其蜜花醌成分有驱绦虫作用。本品中的黄酮苷肌内注射或腹腔注射均可对抗因组胺引起的豚鼠喘症。其水煎剂对金黄色葡萄球菌、肺炎球菌有抑制作用，并对接种流感病毒的鸡胚有一定的抑制作用。

暴 马 子

【附方】 治慢性气管炎方：暴马子、黄柏各 15 克，松罗 6 克。水煎服。

【实验参考资料】 本品全皮和内皮的水煎剂，对肺炎双球菌、流感杆菌均有较强的抑制作用。

暴马子苦性微寒，清肺祛痰止咳喘，
利水用皮功效好，主治慢性气管炎，
能治心脏性浮肿，又医支气管哮喘，
强抑肺炎双球菌，流感杆菌功亦然。

丝 瓜 络

【附方】 驱蛔虫方：黑生丝瓜子 40 ~ 50 粒（儿童 30 粒）去壳取仁，嚼烂，在空腹时用温开水送服；或将仁捣烂装胶囊，每日 1 次，连服 2 日。

【实验参考资料】 丝瓜络的煎剂和酒浸剂，对肺炎双球菌有较强的抑制作用。

丝瓜络甘性本平，归入心脾肺三经，
祛痰镇咳能利尿，气管鼻窦鼻炎证，
通经活络用丝瓜，筋骨胸胁腰酸痛，
经闭水肿乳腺炎，驱蛔瓜子有奇功。

三、辛温解表药

麻 黄

【附方】

1. 治疗肺炎及小儿麻疹合并肺炎方　麻黄 6 克，杏仁 10 克，生石膏（先煎）15 克，甘草 1.5 克，鱼腥草 15 克，贯众 15 克。水煎服。如出汗用麻黄绒（将麻黄轻捣，搓去皮质只剩纤维即是绒）。

2. 消除急性肾炎尿中蛋白和红细胞方　麻黄 6 克，生石膏 30 克，连翘、泽泻各 12 克，赤小豆、白茅根各 15 克。水煎服。

> 麻黄味辛微苦温，入肺膀胱发汗神，
> 平喘利尿消水肿，风寒感冒抗过敏，
> 止咳平喘风湿痒，能抑流感病毒菌，
> 尿中蛋白红细胞，麻石连泽豆茅根。

【实验参考资料】　麻黄碱兴奋中枢神经，对于大脑、中脑和延脑、呼吸与循环中枢均有兴奋作用，还有类似肾上腺素的作用。故内服麻黄剂后表现：①全身温暖，心跳加快，末梢血管收缩，血压升高；②汗腺、唾液腺分泌增加；③缓解支气管和胃肠痉挛；④麻黄碱可促进膀胱内括约肌紧张或收缩。由于人与动物的汗腺分布不同，一般情况下麻黄碱不能诱发人出汗，当人在高温时用麻黄碱 50～60 毫克，1.5～2 小时后，汗腺分泌比未用麻黄碱时更多更快，但皮下注射麻黄碱的局部皮肤，不引起特殊的汗腺分泌，因此麻黄碱的这种作用可能是中枢性的。本品亦可用于荨麻疹，并可治疗鼻炎。麻黄挥发油对流感病毒（亚洲甲型 AR_8）有抑制作用。实验证明，对于用消毒牛乳引起人工发热的家兔，麻黄挥发油乳剂有解热作用。但麻黄挥发油对于皮肤和黏膜均有较强的刺激作用。

007

桂 枝

【附方】　治太阳中风方：桂枝，芍药，甘草，生姜，大枣。水煎服。

> 桂枝甘辛其性温，能入膀胱肺和心，
> 发汗解肌温通阳，风寒感冒自汗斟，
> 风温痹痛咳嗽喘，经闭腹痛并痰饮，
> 实验镇静又催眠，抑制球菌和杆菌。

【实验参考资料】　桂枝醛对因温热刺激引起发热的家兔有解热作用，有中枢性及末梢性扩张血管的作用，能增强血液循环，有镇静作用，可增强环己巴比妥钠的催眠作用。桂枝油对葡萄球菌、霍乱弧菌、肠炎杆菌及炭疽杆菌等均有抑制作用。

紫　苏

【附方】　治寻常疣方：将疣及周围皮肤消毒（疣突出者可贴皮剪去），取洗净之鲜紫苏叶摩擦疣部，每次 10 ～15 分钟，再用敷料包扎。每日 1 次，连续 2~6 次即愈。

> 紫苏辛温入脾肺，解表理气又宽中，
> 风寒发热头痛嗽，胸腹满闷一扫空，
> 感冒支气管痉挛，大肠痢疾杆菌病，
> 葡萄球菌可抑制，疣病外用有奇功。

【实验参考资料】　紫苏叶煎剂或浸剂给实验性发热的家兔灌胃，有缓和的解热作用。本品能促进消化液分泌，增进胃肠蠕动；能减少支气管黏膜分泌物，缓解支气管痉挛。紫苏油及其主要成分紫苏醛，给绝食 12 小时的家兔口服，均可引起血糖上升。本品水煎剂，对大肠杆菌、痢疾杆菌、葡萄球菌均有抑制作用。紫苏油制菌性最强。

荆　芥

【附方】　治静脉炎和跌打损伤疼痛方：荆芥 30 克，透骨草 30 克，制乳香、制没药各 12 克，伸筋草 30 克。水煎后外洗，每日 2 次。

> 荆芥辛温入肺经，表散风邪透疹用，
> 增强皮肤血循环，瘙痒荨麻疹可清，
> 退热解痉力虽小，感冒咽喉头痛灵，
> 结核杆菌能抑制，炭治便血和漏崩。

【实验参考资料】　荆芥煎剂口服，能使汗腺分泌旺盛，皮肤血液循环增强，有微弱的解热作用，并有解痉作用。在试管内能抑制结核杆菌生长。

防　风

【附方】　治表虚不固方：黄芪，防风，白术，甘草。水煎服。

> 防风甘辛其性温，膀胱肝脾肺经亲，
> 发汗解表祛风湿，解痉止痛感冒神，
> 善治痹痛破伤风，又抗绿脓痢杆菌，
> 也抑溶血链球菌，水煎口服功效真。

【实验参考资料】　防风煎剂或浸剂经人工发热的家兔口服证明有明显解热作用，煎剂作用较浸剂好。50% 防风乙醇浸出液（蒸去乙醇），能明显提高痛阈，皮下注射同样有效。新鲜关防风榨出液在体外试验，对绿脓杆菌及金黄色葡萄球菌有一定抗菌作用。未经鉴定的防风煎剂，对溶血性链球菌及痢疾杆菌也有一定的抗菌作用。

细　辛

【附方】

1. 治口腔糜烂方　细辛 45 克。研细为末，分作 5 克 1 包，每用 1 包，以米醋调成糊状敷于脐眼，外贴膏药。每日一换，连续用 4～5 日，约 10 日即愈。

2. 治牙痛方　细辛，花椒，白芷，防风。水煎服。早晚各服 1 次，每日 1 剂。也可水煎后漱口。

> 细辛辛温有小毒，祛风散寒咳痛住，
> 温肺祛痰入心肾，风寒头痛鼻塞疏，
> 肺寒咳嗽它能治，风湿关节痛可除，
> 花椒白芷防风配，治疗牙痛水煎服。

【实验参考资料】　局部麻醉用华细辛水浸或醇浸剂（20%～100%）能阻断蛙坐骨神经的冲动传导；在豚鼠皮丘实验中，有浸润麻醉效力，但煎剂无效。细辛挥发油尚有表面麻醉作用。50% 细辛酊剂涂于人舌后约半分钟，舌尖即有辛凉感，1 分钟后有麻木感，以后痛觉完全消失，经 1 小时左右逐渐恢复。

香　薷

【附方】　治暑热燥渴方：香薷，西瓜翠衣，绿豆衣，大豆卷。水煎服。

【实验参考资料】　香薷挥发油经过肾脏排泄时，能促进肾血管扩张充血，滤过压增大，故有利尿作用。对小鼠实验性咳嗽，有镇咳作用。

> 香薷入肺胃辛温，发汗解表利尿顺，
> 祛暑化湿治伤暑，发热无汗头痛晕，
> 暑湿感冒加厚朴，扁豆甘草佐君臣，
> 腹痛吐泻消水肿，实验镇咳煎汤饮。

藁　本

【附方】　治风热头痛方：柴胡，羌活，黄连，防风，藁本，升麻，白芷。水煎服。

【实验参考资料】　本品挥发油对中枢神经有镇静、镇痛作用，并有轻度降压作用。在试管内对常见的致病性皮肤真菌有较强抑制作用。

> 藁本辛温入膀胱，表散风寒湿邪除，
> 风寒感冒巅顶痛，腹痛泄泻癖疥疮，
> 镇静镇痛挥发油，轻度降压亦安康，
> 血虚头痛当禁用，能抗皮肤真菌良。

辛 荑

【附方】 治鼻渊头痛方：辛荑，苍耳子，细辛，白芷，金银花，连翘。水煎服。

辛荑辛温入肺胃，驱散风寒肺窍通，
主治鼻渊流浊涕，鼻窦鼻炎自轻松，
感冒头痛鼻寒闭，降压服注均奏功，
扩张血管又抑菌，白色念珠菌难生。

【实验参考资料】 辛荑花蕾的挥发油有收缩鼻黏膜血管的作用，对麻醉动物及不麻醉动物无论口服或静脉注射，均有显著的降压作用。辛荑降压成分在两种以上，辛荑提取液对心脏有轻度的抑制作用，能直接扩张血管，并能阻断神经节的冲动传导，其降压作用系由此三者共同引起。辛荑制剂小量给麻醉犬静脉注射有兴奋呼吸作用。辛荑对白假丝酵母菌有抑制作用。

白 芷

【附方】

1. 治头痛牙痛和三叉神经痛方
白芷 60 克，冰片 0.6 克。共研成细末，以少许置于患鼻前庭，均匀呼入。

2. 治偏头痛、牙痛和三叉神经痛

白芷辛温肺胃经，发汗散风消肿痛，
排脓生肌善祛湿，风寒感冒头痛宁，
鼻炎牙痛痈肿毒，痔瘘便血和肠风，
烧伤癣疥痒皆治，脉搏变慢血压增。

方 天麻 10 克，白芷 12 克，杭白芍 30 克，细辛 5 克，羌活 12 克，玄胡 15 克，柴胡 10 克，香附 15 克，川芎 10 克，青皮 10 克，荜茇 10 克。水煎服。

【实验参考资料】 白芷毒素小量能兴奋延脑呼吸中枢、血管运动中枢和迷走神经，故能使呼吸增强、血压上升、脉搏变慢。它对脊髓亦有兴奋作用，大量能引起强烈间歇性惊厥，继而全身麻痹。体外初步实验，川白芷水煎剂对大肠杆菌、宋内痢疾杆菌、伤寒杆菌、副伤寒杆菌、绿脓杆菌及变形杆菌、霍乱弧菌等有一定的抑制作用。水浸剂对奥杜盎小芽孢癣菌等致病真菌也有一定的抑制作用。

生 姜

【附方】 中毒急救（对半夏、乌头、闹羊花、木薯、百部等中毒均可用生姜急救）：生姜取汁。轻者，急用生姜汁含漱，并口服 5 毫升，以后每隔 4 小时续服 5 毫升；中毒严重神志昏迷者，立即鼻饲 25% 干姜汤 60 毫升，以后每 3 小时灌入鲜生姜汁 5 毫升。

生姜辛温入肺胃，发表散寒止呕贵，
善解南星半夏毒，风寒感冒咳呕配，
促进消化液分泌，食欲增加补脾胃，
增进血循升血压，过量刺激肾炎畏。

【实验参考资料】 内服本品（主要是指姜辣素）对口腔及胃黏膜有刺激作用，能促进消化液的分泌，增加食欲。姜有抑制肠内的异常发酵及促进气体排出的作用。一般对大脑皮质呈兴奋作用，有拮抗催眠剂的作用。对于延髓的呼吸及血管运动中枢，均有兴奋作用；增进血循环，使血压上升，促进发汗，大量口服生姜会引起口干、喉痛。若剂量过大，还能刺激肾脏发炎，故用量不宜过大。体外实验水浸剂对堇色毛癣菌有抑制作用，对阴道滴虫有杀灭作用。

葱　白

【实验参考资料】 葱白挥发性成分等对白喉杆菌、结核杆菌、痢疾杆菌、葡萄球菌及链球菌有抑制作用。水浸剂1:1在试管内对多种皮肤真菌有抑制作用。

> 葱白辛温入肺经，发汗解表助阳通，
> 感冒鼻塞头痛治，外用利尿消肿痛，
> 试抑白喉结核菌，痢疾杆菌功亦同，
> 葡萄球菌链球菌，皮肤真菌均畏葱。

胡　荽

【附方】

1. 治麻疹出不透方　胡荽（芫荽）全草、蝉蜕各6克，薄荷2.4克。水煎服。外用时将胡荽煎汤熏搓前胸及后背。

2. 治消化不良方　胡荽子6克，陈皮、神曲各10克，生姜3片。水煎服。

3. 治胸膈满闷方　胡荽子研末。每次3克，开水送服。

> 胡荽辛温入胃肺，发汗透疹能健胃，
> 感冒无汗疹出迟，透疹薄荷和蝉蜕，
> 消化不良食欲差，荽子陈曲生姜煨，
> 胸膈满闷荽子研，每次3克吞服贵。

柽　柳

【附方】 试治鼻咽癌方：柽柳、地骨皮各30克。水煎服。每日1剂。试治2例，分别在68日和3个月后，自觉症状缓解，原有鼻咽部的赘生物消失，半年后复查鼻咽赘生物未再发。

> 柽柳入心肺胃经，辛甘平温发汗通，
> 透疹解毒兼利尿，疹隐感冒关节痛，
> 溲涩鼻癌风疹痒，能抑肺炎球菌病，
> 抑制白色葡萄菌，流感杆菌功效同。

【实验参考资料】 赤柽柳水提液一次腹腔注射5克（生药）/千克，对小鼠有止咳作用。西河柳水提液对肺炎球菌、白色葡萄球菌、流感杆菌均有抑制作用。

四、辛凉解表药

薄　荷

【附方】　治风热感冒方：薄荷，荆芥，豆豉，板蓝根，生贯众，鱼腥草，甘草。水煎服。

> 薄荷入肝肺辛凉，疏风散热透疹昂，
> 清利头目和咽喉，风热感冒头痛良，
> 目赤咽痛常选用，牙痛瘙痒和疥疮，
> 汗腺分泌能促进，毛细血管可扩张。

【实验参考资料】　内服小量薄荷有兴奋中枢神经的作用，间接传导至末梢神经，使皮肤毛细血管扩张，促进汗腺分泌，使机体散热增加，故有发汗解热作用。薄荷制剂局部应用时，可使皮肤、黏膜的冷觉感受器产生冷觉反射，引起皮肤、黏膜、血管收缩。薄荷油对皮肤有刺激作用，并能慢慢渗入皮肤内，因此引起长时间的充血；同时也反射性地引起深部组织的血管变化，调整血管的功能，而达到治疗目的。

菊　花

【附方】

> 菊花甘苦凉肺肝，疏风散热解毒煎，
> 清肝明目治感冒，头痛目赤与头眩，
> 咽喉肿痛耳鸣症，疔疮肿毒服之痊，
> 动脉硬化高血压，血脂高加山楂安。

1. 治动脉硬化方　菊花 15 克，当归 15 克，川芎 10 克，丹参 30 克，赤芍 12 克，生地黄 30 克，葛根 15 克，黄芪 30 克，黄精 30 克。水煎服。胸闷痛者加郁金 10 克，玄胡 10 克，栝楼 30 克，薤白 12 克；高血压加豨莶草 15~30 克，桑寄生 15~30 克，黄芩 10 克，菊花 15~30 克；血脂高加山楂 15~30 克。

2. 治痈肿疔毒方　菊花 15~30 克，蒲公英 30~60 克，地丁 10~15 克，连翘 10~15 克，紫背天葵子 10~15 克。水煎服。

【实验参考资料】　本品对中枢神经有镇静解热作用。菊花浸膏给小鼠进行腹腔内注射，可使毛细血管抵抗力增强。水煎或水浸剂对金黄色葡萄球菌、痢疾杆菌、变形杆菌、伤寒杆菌、副伤寒杆菌、霍乱弧菌、乙型溶血性链球菌、大肠杆菌、绿脓杆菌、人型结核杆菌及流感病毒 RPRx 株均有抑制作用。

牛蒡子

【附方】 治颈项疮毒方：牛蒡子，薄荷，荆芥，栀子，玄参，石斛，牡丹皮，夏枯草。水煎服。

牛蒡入肺胃苦辛，性凉解毒透斑疹，
疏散风热利咽喉，治疗感冒湿疹淫，
咽痛痄腮高血糖，痈肿疮毒癣用根。
溶血金色葡球菌，真菌遇之亦难存。

【实验参考资料】 牛蒡子水煎液对溶血性金黄色葡萄球菌有抑制作用。水浸剂（1:2）在试管内对多种致病性真菌有不同程度的抑制作用。牛蒡子有降血糖作用。本品提取物能显著而持久地降低大鼠血糖，对碳水化合物耐量增高，毒性较小。

柴　胡

【附方】 治肝郁胁痛方：舒肝解郁汤，柴胡，当归，白芍，茯苓，白术，薄荷，郁金，玄胡。水煎服。

柴胡苦凉入肝胆，解表和里退热烦，
疏肝解郁善升阳，治疟上感与目眩，
肝胃胰胆炎胸痛，调经宫垂脱肛还，
抗肝损伤抑结核，流感牛痘病毒歼。

【实验参考资料】 柴胡煎剂对实验性发热的家兔有解热作用，能抗因四氯化碳所致的大鼠肝损伤，对结核杆菌、流感病毒均有抑制作用。

葛　根

【附方】 治痢疾方：葛根 10 克，黄芩 12 克，黄连 10 克，广木香 6 克，石榴皮 15～30 克，甘草 10 克。水煎，早晚各服 1 次。

葛根甘辛微寒平，能入脾胃退热证，
生津止渴透斑疹，表邪寒热渴头痛，
耳聋项强高血压，斑疹隐隐功独宗，
急性胃肠炎呕泻，梗阻痢疾心绞痛。

【实验参考资料】 葛根浸剂给家兔灌胃，对因注射过期伤寒混合疫苗引起的发热，有明显解热作用。葛根煎剂或提取物均有轻度的降压作用。葛根黄酮给犬做冠状动脉内注射，有短暂的增加犬脑动脉、冠状动脉血流量的作用，而对脑血管的扩张作用比对冠状动脉血管明显。葛根黄酮体给大鼠灌胃 500 毫克/千克，有拮抗因脑垂体后叶素引起的心脏缺血反应。葛根煎剂给家兔灌胃后第 1 小时使血糖上升较正常血糖稍高，第 2 小时即较正常稍低，4～5 小时后降低最显著，此时肝糖原有增加倾向，肌糖原无大的改变。小鼠口服葛根制剂有避孕作用，这可能与葛根异黄酮具有女性激素样的作用有关。葛根水煎剂对痢疾杆菌有抑制作用。

升　麻

【附方】　治疗胃下垂：升麻 10 克，黄芪 15～30 克，白术 12 克，陈皮 10 克，柴胡 10 克，当归 15 克，党参 15 克，生枳壳 15～30 克，砂仁 6 克，肉桂 6 克，广木香 3 克。水煎服，早晚各服 1 次。

> 升麻辛甘微苦凉，入肺脾胃能升阳，
> 发表透疹善解毒，可治斑疹牙痛良，
> 久泻脱肛宫脱垂，解热镇静服之康，
> 抑制结核皮真菌，减慢心率功效长。

【实验参考资料】　兴安升麻有解热、镇静作用。升麻对动物离体肠管和妊娠子宫有抑制作用，对膀胱和未孕子宫有兴奋作用。升麻水浸提取物注射于动物有降压、抑制心肌、减慢心率的作用。绿升麻的水浸剂能抑制结核杆菌的生长，对常见致病性皮肤真菌有抑制作用。

蝉　蜕

【附方】　治小儿鞘膜积液（水疝）方：蝉蜕 10～20 克。水煎。内服、外洗各半，早晚各 1 次。外洗每次 15～20 分钟。

> 蝉蜕入肝肺甘寒，疏风散热透疹宣，
> 退翳止痉功效好，感冒发热水疝添，
> 咳嗽失音咽肿痛，角膜云翳麻疹痊，
> 风疹瘙痒破伤风，小儿夜啼惊风安。

【实验参考资料】　用蝉蜕做动物实验证明，有镇静作用；与环己巴比妥钠有协同作用；对神经节有阻断作用；对肾上腺素反应系统和乙酰胆碱降压反应无影响。蝉蜕能引起家兔活动减少、安静，横纹肌紧张度降低，翻正反射迟钝等；能部分消除家兔由烟碱所引起的肌肉震颤；能在小鼠身上对抗士的宁、烟碱等引起的惊厥死亡。

浮　萍

【附方】

1. 治风热感冒方　浮萍、防风各 10 克，牛蒡子、薄荷、紫苏各 6 克。水煎服。

> 浮萍辛寒入肺经，发汗利尿消水肿，
> 风寒感冒防牛子，薄荷苏叶煎服通。
> 透发麻疹代茶饮，浮肿利尿泽车从，
> 急性肾炎加黑豆，过量强心防骤停。

2. 治麻疹透发不畅方　浮萍代茶饮之。

3. 治浮肿小便不利方　浮萍 10 克，泽泻、车前子各 12 克。水煎服。

4. 治急性肾炎方　浮萍 120 克，黑豆 30 克。水煎服。

【实验参考资料】　浮萍有利尿作用，可能是由于所含的醋酸钾和氯化钾引起。煎剂及浸剂经动物实验有微弱的解热作用。浸膏（1:100）进行体外及体内蛙心实验，结果表明对健康蛙心无明显影响，对于由奎宁引起的衰弱蛙心有显著强心作用。浮萍直接作用于心肌，剂量过大时，可使蛙心停跳在舒张期。

木　贼

【附方】
1. 治脱肛久不愈方　木贼烧炭存性，为末，擦肛门上。
2. 治月经不断方　炒木贼 10 克。水煎服。
3. 治疣方　木贼 30 克，香附 30 克，紫苏 40 克。水煎服。

【实验参考资料】　木贼全草有利尿作用。

> 木贼味甘苦性平，善入肝胆与肺经，
> 功能散风祛云翳，主治目赤肿痛证，
> 角膜云翳肠风痢，咽喉疼痛疣痈肿，
> 脱肛烧灰搽患处，月经不断炒煎用。

淡 豆 豉

【附方】
1. 治感冒发热头痛方　淡豆豉、葱白各 10 克，生姜 4.5 克。水煎服。
2. 治虚烦心中懊侬方　淡豆豉，栀子。水煎服。失眠配枣仁；口渴加天花粉。

【实验参考资料】　本品含脂肪、蛋白质、淀粉酶等。

> 豆豉入肺胃苦凉，解表除烦功独长，
> 感冒发热头痛配，再加葱白与生姜，
> 虚烦懊侬用栀子，失眠枣仁加之良，
> 口渴再添天花粉，临证加减是妙方。

黄　荆

【附方】　治气管炎方：黄荆，鱼腥草，甘草。水煎服。

【实验参考资料】　黄荆根水煎剂对小鼠有镇咳作用。根的提取物有一定的祛痰作用。根所含黄酮苷和子所含的强心苷都有平喘作用。黄荆根和子煎剂有扩张豚鼠支气管平滑肌的作用。黄荆根的煎剂对金黄色葡萄球菌和卡他球菌均有抑制作用，煎的时间越长，抑菌作用越强；根的煎剂比子的煎剂抑菌作用强。

> 黄荆根茎苦辛平，果实性温其味同，
> 功能化痰平喘咳，果实理气又止痛，
> 支气管炎与疟疾，肝炎选用此根茎，
> 果治咳嗽与哮喘，胃痛肠炎痢疾平。

015

桑　叶

【附方】　治下肢象皮肿方：肌内注射桑枝注射液。

【实验参考资料】　桑叶对大鼠的四氧嘧啶性糖尿病和肾上腺素引起的高血糖症都有降血糖的作用，又能降血压和利尿。本品在体外有抗钩端螺旋体作用。

> 桑叶味苦甘性寒，疏风清热入肺肝，
> 清肝明目治目赤，风热感冒头痛安，
> 肺热咳嗽咽肿痛，风痹隐疹皆可痊，
> 糖尿钩端螺旋体，象皮肿病注射验。

蔓　荆　子

【附方】　治头面疮毒方：蔓荆子，白芷，菊花，蒲公英，甘草。水煎服。

【实验参考资料】　蔓荆子内含有挥发油、微量生物碱及 γ – 氨基丁酸等。γ – 氨基丁酸有暂时降压作用，遇高温遭破坏。

> 荆子苦辛微寒平，能入肝胃膀胱经，
> 疏风散热清头目，头晕目昏牙齿痛，
> 感冒头痛配苏叶，薄荷白芷菊花功，
> 目赤肿痛夜盲眼，肌肉神经痛亦用。

五、清热药

石　膏

【附方】

1. 治病毒性肺炎方　生石膏 15 ~ 30 克，杏仁 10 克，麻黄 3 ~ 10 克，甘草 3 ~ 10 克，鱼腥草 15 ~ 30 克，板蓝根 15 ~ 30 克。水煎服。

> 石膏辛甘其性寒，能入肺胃清热烦，高热口渴气分热，乙型脑炎服之安，神昏谵语口干燥，也治流脑与肺炎，胃火牙痛并中暑，煅治疮疡湿疹烂。

2. 治烧伤方　煅石膏 30 克，四季青 10 克。共研细末。用时先将疮面清洗干净，拭去活物，剪开水疱，除掉腐皮，再用 2% ~ 4% 普鲁卡因溶液涂创面，然后将炒过的石膏粉、四季青粉和匀装入纱布袋内，均匀地撒布于创面上（可撒的厚些），经 1 ~ 2 小时后，石膏粉干固。如创面分泌物较多，可继续撒布。一般在 12 ~ 24 小时后即可形成石膏痂片，痂片干固后不宜过早剥去，以免引起剧痛及感染。一般Ⅱ°烧伤经 3 ~ 7 日，痂片即可脱落。如痂片过硬且感痒痛时，可涂 2% 普鲁卡因油或青霉素软膏（事先做过敏试验）。如痂下感染，应将痂片除去，清洗干净后再撒上药粉或同时涂以青霉素软膏。

3. 化腐生肌散（治疮腐肉不尽）　煅石膏 12 克，黄丹 6 克，轻粉 3 克，泥片 1.5 克。共研细面。用时撒溃疡面上，每日换药 1 次或隔日换药 1 次。

【实验参考资料】　本品水煎剂试验于注射消毒牛乳或三联菌苗发热的家兔，证明有解热作用。石膏内服经胃酸作用，一部分变成可溶钙盐，至肠吸收入血能增加血清内钙离子浓度，可抑制神经应激能力（包括体温调节中枢），减低骨骼肌的兴奋性，缓解肌肉痉挛；又能减少血管渗透性，故有解热镇静、消炎的作用。煅石膏，外用能收敛黏膜，减少分泌，治骨髓炎、骨结核所致的骨缺损。术前以抗生素控制感染，术中彻底清除炎性或结核病灶，凿成新鲜骨面，尽量保存骨膜及软组织，以混有青霉素及链霉素的淀粉石膏充填，致密地缝合创口。术后患肢以石膏固定，同时注射抗生素。

知　　母

【附方】　治血虚便秘方：知母，当归，肉苁蓉，生地黄。水煎服。

知母味甘苦性寒，入肺胃肾清热烦，
滋阴养肾治高热，结核潮热服之安，
强抑球菌和杆菌，霍乱弧菌同样惨，
皮肤真菌也抑制，糖尿便秘量倍添。

【实验参考资料】　知母浸膏对人工发热的家兔有解热作用，但对死亡率影响不大。知母能促进脂肪组织对葡萄糖的摄取。知母可使肝糖原下降，而使横膈糖原升高。煎剂对溶血性金黄色葡萄球菌、甲型溶血性链球菌、乙型溶血性链球菌、肺炎双球菌、痢疾杆菌、变形杆菌、绿脓杆菌、伤寒杆菌、副伤寒杆菌、霍乱弧菌、大肠杆菌、百日咳杆菌及常见致病性皮肤真菌均有较强的抑制作用。对白假丝酵母菌有抑制作用。

栀　　子

【实验参考资料】　动物实验证明栀子水浸膏和醇浸膏均有利胆作用，其中以水浸膏利胆作用较强。用栀子的浸出物试验于结扎胆管的家兔，证明能抑制血中胆红素的形成。其煎剂、

栀子苦寒入心肝，肺胃四经泻火燔，
清热解毒凉血剂，热病高热烦不眠，
实火牙痛口舌疮，吐衄尿血结膜炎，
疮疡肿毒肝炎淋，蚕虫病和跌打闪。

醇提取物对麻醉或不麻醉动物如猫、兔、大鼠，不论采用口服或腹腔注射的方法，均有明显的镇静作用。小鼠口服或皮下注射栀子浸膏，与戊巴比妥钠可产生协同作用。给小鼠皮下注射栀子浸膏能对抗戊四氮的惊厥，虽不能对抗士的宁引起的惊厥，但能减少其死亡率。栀子提取物制成的油膏能加速软组织挫伤的愈合。栀子有止血作用，生栀子止血作用较焦栀子强。其水煎剂能杀死钩端螺旋体，并能杀灭血吸虫的成虫。

芦　　根

【附方】　治肺痈方：芦根，冬瓜子，薏苡仁，贝母，桃仁，连翘，金银花，蒲公英，甘草。水煎服。

芦根入肺胃甘寒，清肺胃热止呕烦，
生津止渴治衄血，高热烦渴气管炎，
牙龈出血胃热吐，大叶肺炎脓肿散，
预防麻疹鲜芦根，透疹应取鲜苇尖。

【实验参考资料】　芦根能溶解胆结石。

夏枯草

【附方】 治高血压头痛头晕方：夏枯草，当归，川芎，赤芍，生地黄，泽泻。水煎服。

> 夏枯苦辛寒入肝，清肝明目热结散，
> 主治痈肿与瘰疬，腮腺肿痛赤烂眼，
> 淋巴结核肺结核，甲状腺肿乳腺炎，
> 抑制球菌和杆菌，降压功效更明显。

【实验参考资料】 夏枯草煎液给犬灌胃有明显的降压作用，对肾性高血压犬的降压作用更明显。夏枯草含有丰富的钾盐，故有利尿作用。本品对体内兔心及体外蟾蜍心脏于小量时兴奋，收缩振幅增大；大量时则抑制，收缩振幅变小。煎剂对家兔体外子宫、肠管均有兴奋作用，可引起子宫强直性收缩，肠管蠕动增强。对蟾蜍下肢灌流有扩张血管作用。对痢疾杆菌、绿脓杆菌、伤寒杆菌、霍乱弧菌、大肠杆菌、变形杆菌和葡萄球菌、链球菌有抑制作用，抗菌谱较广。其水浸剂（1:4）在试管内对某些常见皮肤真菌亦有抑制作用。对小鼠 S－100 肿瘤及艾氏腹水癌能抑制其生长。

决明子

【附方】 治血压高头痛眩晕方：决明子，莲子心，夏枯草。水煎服。

> 决明子甘苦咸寒，清肝明目入肝胆，
> 功善利水可通便，主治急性结膜炎，
> 角膜溃疡青光眼，高血压和大便干，
> 肝炎硬化亦常用，痈疖疮疡治不难。

【实验参考资料】 决明子水浸液对麻醉动物有降低血压、利尿作用。决明子含蒽醌类物质，有缓泻作用，并具有收缩子宫作用。本品醇浸液对葡萄球菌、白喉杆菌、巨大芽孢杆菌等均有抑制作用。临床报道能降低血清胆甾醇。

密蒙花

【附方】 治目赤肿痛方：密蒙花，菊花，黄连。水煎服或水煎后外洗。

> 蒙花微寒其味甘，可入肝经退翳散，
> 功能清肝明目疾，主治目赤肿痛安，
> 流泪多眵消云翳，羞明青盲赤烂眼。

【实验参考资料】 本品含醉鱼草苷、刺槐素等多种黄酮类。

青葙子

【附方】 治结膜炎方：青葙子，黄连，黄柏，菊花，甘草。水煎服。

> 青葙子苦性微寒，清肝凉血善入肝，
> 明目退翳祛风热，降压目赤肿痛痊，
> 云翳羞明怕光亮，禁用治疗青光眼。

【实验参考资料】 动物实验有降

低血压的作用。其油脂有扩瞳作用。

谷 精 草

【附方】 治皮肤瘙痒方：谷精草，白矾，百部。水煎外洗。

【实验参考资料】 能抑制绿脓杆菌及常见致病性皮肤真菌。

> 谷精草辛甘性平，能入肝胃二经行，
> 功能疏风与散热，明目退翳也奏功，
> 主治风热目诸疾，结膜炎和夜盲证，
> 风热头痛角膜翳，视网膜炎雀目病。

淡 竹 叶

【实验参考资料】 淡竹叶对人工发热的大鼠，经口给淡竹叶 1～20 克/千克后，有退热作用。淡竹叶的利尿作用较猪苓为弱，但其尿中氯化物的排泄量则比猪苓多。

> 淡竹叶寒味甘淡，入心小肠利小便，
> 清热除烦与渗湿，主治咽喉口腔炎，
> 热病心烦口中渴，牙龈肿痛溲赤安，
> 痰饮湿痹热痢痛，口烂防暑有效验。

莲   子（附：石莲子、莲子心）

【实验参考资料】 莲子心水煎剂对麻醉猫有降压作用。其降压机制主要是释放组胺，使外周血管扩张，其次与神经因素有关。莲子心碱结晶有短暂降压作用，改变成季铵盐、0－甲基－莲心碱、硫酸钾脂季胺酸后，出现强而持久的降压作用，据认为降压机制主要为外周作用而非中枢性的。莲子心所含的生物碱有显著的强心作用。

> 莲子性平味甘涩，入心脾肾养心血，
> 健脾止泻补益肾，止带便溏脾虚泻，
> 还医遗精鼻咽癌，石莲苦寒去湿热，
> 开胃止呕治痢疾，莲心降压治昏厥。

鸭 跖 草

【附方】 治水肿腹水方：鲜鸭跖草 60～120 克。水煎服。可连服数日。

【实验参考资料】 鸭跖草水煎剂对金黄色葡萄球菌、八联球菌均有抑制作用。本品有明显的降压作用。

> 鸭跖甘寒入五脏，大小肠胃把血凉，
> 清热解毒能利尿，主治感冒咽痛良，
> 肠胃扁桃腺腺炎，黄疸丹毒衄血康，
> 疮疖肿毒麦粒肿，泌尿感染服通畅。

六、清热凉血药

生地黄

【附方】 清鼻衄方：生地黄，侧柏叶，艾叶，薄荷，白茅根。水煎服。

【实验参考资料】 地黄的醇提取物有促进家兔血液凝固的作用。中等量的地黄流浸膏对蛙心有显著的强心作用，对衰弱的心脏更为显著，其作用主要似在心肌。利尿作用可能与地黄的强心作用或扩张肾脏血管的作用有关。有轻微的降血糖作用。地黄对顽疮癣菌、石膏样小芽孢癣菌、羊毛状小芽孢癣菌、真菌均有抑制作用。

> 地黄入肝心肾经，甘苦性寒津液生，
> 清热润燥凉止血，阴虚热渴咽喉痛，
> 吐衄便血和便秘，斑疹心悸与耳鸣，
> 实验强心能利尿，抑制癣菌真菌病。

玄　参

【附方】 治急性扁桃腺炎方：玄参，生地黄，牡丹皮，薄荷，甘草，贝母，金银花，连翘，巴戟。水煎服。

【实验参考资料】 玄参水煎剂和水浸剂，给犬口服或静脉注射，均有显著的降压作用。对肾型高血压犬的降压作用较健康犬更为明显。玄参浸膏有使家兔血糖下降的作用。小量玄参有轻微强心作用，大量则呈中毒现象。

> 玄参性寒甘苦咸，入肺胃肾能除烦，
> 养阴生津泻火毒，热病伤阴口渴干，
> 咽喉肿痛瘰疬痛，齿龈扁桃腺炎斑，
> 淋巴结核肠燥秘，降压止血瘵安然。

赤　芍

【附方】 治疮疡肿痛方：赤芍，芙蓉叶，贝母，大黄，赤小豆。共为细末。敷药时，皮色发红者用蜜调涂；皮色白者用酒调敷。

【实验参考资料】 本品对痢疾杆菌、霍乱弧菌、葡萄球菌均有抑制作用。

> 赤芍苦凉入肝脾，消肿凉血又活瘀，
> 月经不调痛经病，血瘀腹痛和经闭，
> 胸胁疼痛并目赤，痈肿疮疡肠风痢，
> 痢疾杆菌霍乱菌，葡萄球菌均抑制。

牡 丹 皮

【附方】 治急性荨麻疹方：牡丹皮、赤芍、连翘、地肤子各9克，蝉蜕4.5克，浮萍草3克。水煎服。

丹皮入肝心肾经，辛苦清热凉血中，
活血消瘀治吐衄，发斑惊痫疗骨蒸，
感冒中毒高血压，经闭跌伤疖肿痛，
过敏鼻炎和皮炎，抗炎抑菌功效宏。

【实验参考资料】 牡丹皮水煎剂、牡丹皮酚及去除牡丹皮酚的水煎剂对实验性高血压的犬都有降压作用，其中以牡丹皮水煎剂作用最强，牡丹皮酚水煎剂次之，去牡丹皮酚水煎剂最弱。牡丹皮酚可使小鼠自发活动减少。对由咖啡因引起的小鼠兴奋有镇静作用。用过期伤寒、副伤寒菌苗引起小鼠发热，牡丹皮酚有退热作用。对于实验性大鼠后肢足蹠浮肿，牡丹皮酚有抗炎作用。本品对痢疾杆菌、副伤寒杆菌、霍乱弧菌、大肠杆菌、变形杆菌、绿脓杆菌、甲型溶血性链球菌、肺炎球菌等均有较强的抑制作用。对于常见致病性皮肤真菌均有抑制作用。

犀 角

【附方】 治热入血分神昏谵语方：犀角，生地黄，赤芍，牡丹皮，鱼腥草，金银花，连翘，黄芩，莲子心，石菖蒲。水煎服。

犀角苦酸咸性寒，能入心肝胃经间，
清热凉血解毒惊，主治热病神昏善，
谵语狂躁痉挛抽，强心发热斑疹散，
吐血衄血和下血，痈肿热毒也可痊。

【实验参考资料】 犀角煎剂、醇浸剂对于正常或受水合氯醛抑制的蟾蜍心或兔心均有强心作用，剂量过大，则出现中毒现象。犀角的热浸液或水蒸气蒸馏液对正常蟾蜍心无显著影响，对功能衰弱的蛙心，则有明显的加强其搏动的作用。10%犀角煎剂，对蟾蜍下肢血管先收缩而后扩张。从犀角对动物心脏及血管的作用强度来看，泰国产的似较印度的为强。

地 骨 皮

【附方】

1. 治扁平疣、掌跖疣、泛发性湿疹方 用地骨皮制成1%注射液，每次用2~3毫升，加自血2毫升，肌内注射，每周2次，10次为1个疗程。

地骨皮甘微苦寒，入肺肝肾骨蒸煎，
清肺止咳能凉血，主治肺热咳嗽喘，
结核低热糖尿病，骨蒸夜热与盗汗，
降压止血恶疮痈，扁疣疟疾牙髓炎。

如未治愈，亦可连续1个疗程。个别注射后不久感觉轻度头痛及面部潮红。

2. 治疗牙髓炎疼痛方　取地骨皮 30 克，加水 500 毫升煎至 50 毫升，过滤后以小棉球蘸药液填入已清洁的洞内即可。经试用 150 例患者，其中 145 例均控制发作，有的服 1 剂即见效。

银柴胡

【附方】　治肺结核阴虚发热方：银柴胡，白及，黄连，白花蛇舌草，生牡蛎。水煎服。

【实验参考资料】　本品含皂苷类物质。

> 银柴胡甘苦微寒，入肝胃经消热疳，
> 清热凉血退骨蒸，主治劳热与盗汗，
> 阴虚火证皆可治，小儿疳热渴躁烦。

白薇

【实验参考资料】　白薇含挥发油、强心苷。白薇油能直接加强心肌收缩。

> 白薇苦咸寒入肝，肺胃肾经清热煎，
> 凉血利尿骨蒸去，解表加入治外感，
> 咳嗽发热化痰妙，血虚发热养阴善，
> 低热盗汗地骨皮，尿路感染添车前。

青蒿

【附方】　治疟疾方：青蒿叶晒干研粉。每用 3 克，于发疟前 4 小时服用。连服 5 日，每日 1 次。

【实验参考资料】　青蒿水浸液对常见致病性皮肤真菌有抑制作用。

> 青蒿苦寒入肝胆，清热凉血暑疟添，
> 结核潮热配鳖甲，生地知母丹皮煎，
> 截疟青蒿粉三克，准时服药病自安，
> 夏令感冒加薄荷，伤暑低热身无汗。

马勃

【附方】

1. 治急喉闭方　马勃、焰硝各 30 克，共为细末。用时吹入喉内，吐涎、局部出血愈。

2. 治痈疽方　马勃粉和米醋调涂患处，或并入连翘少许，煎服也可。

3. 治臁疮不敛方　葱、盐煎汤洗净，以马勃敷之即可。

> 马勃辛平而微寒，入肺清热解毒善，
> 利咽凉血能止血，扁桃腺炎咽喉炎，
> 咳嗽失音咳衄血，湿疹诸疮烫伤煎，
> 外伤出血与冻疮，咽喉肿痛服自安。

【实验参考资料】　脱皮马勃对口腔出血性疾患有明显的止血效能，不亚于淀粉海绵或明胶对鼻出血之效。煎剂对金黄色葡萄球菌、绿脓杆菌及肺炎双球菌有一定的抑制作用，对少数致病性真菌也有抑制作用。煎剂中含大量色素，经用活性炭脱色后抗菌作用大减。

七、清热燥湿药

黄　芩

【附方】　治急性菌痢方：黄芩、诃子等量，以明矾沉淀法提制成粉。每次2克，日服4次，小儿酌减。如失水者补液，高热者配合解热剂。治疗100例，平均2.5日症状消失，3.3日大便镜检正常，4.3日大便培养转阴，5.3日临床治愈。

> 黄芩苦寒入肺胆，二肠心经保胎痊，
> 清热燥湿能止血，感冒肝炎及黄疸，
> 头痛目赤猩红热，肺热咳嗽痢肠炎，
> 退热烧伤痈肿疖，抑阿米巴过敏安。

【实验参考资料】　黄芩煎剂灌胃，对于实验性发热的家兔，有解热作用。黄芩素对豚鼠体外支气管过敏性收缩及整体动物过敏性气喘，均有缓解作用，并与麻黄碱有协同作用。黄芩苷、黄芩素对动物过敏性浮肿及炎症均有对抗作用，并用能降低小鼠耳毛细血管的通透性。黄芩苷还能防治低气压引起的小鼠肺出血。黄芩酊剂有较明显的降压作用。黄芩有使动物心率减慢、使兔耳及后肢血管轻度扩张的作用。对正常及动脉硬化的连神经兔耳血管亦有扩张作用。能增加犬、兔胆汁排泄量。黄芩素对小鼠因四氯化碳引起的肝脏中毒有解毒作用。黄芩煎剂对甲型链球菌、肺炎球菌、脑膜炎双球菌、金黄色葡萄球菌、白喉杆菌、结核杆菌、霍乱弧菌、痢疾杆菌和白假丝酵母菌均有抑制作用。对牛羊猪三型布氏杆菌、绿脓杆菌均有抑制作用。对流感病毒 PR_8 株有抑制作用。在体外有抑制阿米巴原虫生长的作用，对钩端螺旋体有杀灭作用。

黄　柏

【附方】

1. 治流行性脑脊髓膜炎方　用黄柏制成流浸膏（每毫升相当于生药黄柏1克），3岁以下者，每6小时服3毫升，3岁以上4~6毫升，成人6~

> 黄柏苦寒入大肠，归肾膀胱清热良，
> 解毒泻火能燥湿，菌痢肠炎黄疸降，
> 劳热口疮赤白带，痈肿淋浊烧烫伤，
> 结膜关节泌尿炎，遗精晕鸣黄水疮。

10 毫升。治疗 20 例，年龄最大的 24 岁，最小的 4 岁。病程最短 1 日，最长 18 日，全部治愈。轻症治疗一日后即好转，一般约在 8 日后症状与体征消失，约 10 日后脑脊液转为正常。治疗同时仍应给予水分、营养及常规护理和一般对症处理。对于呕吐剧烈者，有人试用黄柏甘草汤（黄柏 30 克，甘草 12 克，加水煎成 100 毫升）作保留灌肠，首次 50 毫升，以后每次 30 毫升，每 6 小时 1 次。待呕吐停止后，改为内服。治疗 10 例，其中 4 例自始至终均采用保留灌肠法，疗效与内服相同。

2. 治疗肺炎方　0.2% 黄柏碱注射液 3～6 毫升，每次肌内注射 3 毫升，每 8 小时 1 次，体温降至正常后 2～3 日，减为每日注射 2 次。治疗儿童小病灶肺炎 6 例，大叶性肺炎 1 例，患儿热度均于用药后 12～72 小时下降至正常，炎症吸收消散平均为 9 日。

【实验参考资料】　本品所含的小檗碱有降低血压，扩张冠状动脉的作用。黄柏碱为一季胺碱，具有植物神经节阻断作用，故可降压。小檗碱对血小板有保护作用，使其不易破碎。黄柏及黄柏内脂有降血糖作用。黄柏水煎剂在体外能杀死钩端螺旋体，并能抑制白假丝酵母菌。由黄柏中提得的盐酸小檗碱，体外实验对金黄色葡萄球菌、肺炎球菌、白喉杆菌、草绿色链球菌、痢疾杆菌（宋内杆菌除外）均有效。在试管内对大肠杆菌、伤寒杆菌及霍乱弧菌均有杀灭效能，对粪产碱杆菌有强大的抗菌作用。在机体内的杀菌作用似较试管中强。黄柏所含的小檗碱，不论在体外或体内均可增强犬血液中白细胞的吞噬作用。

黄　连

【附方】

1. 治菌痢方　黄连粉装入胶囊，每日 6 次，每次 2 克，直至体温正常后 3～5 日。此方亦可用于治疗伤寒病。

> 黄连苦寒入肝胆，心胃大肠清热烦，
> 燥湿泻火善解毒，主治菌痢胃肠炎，
> 口腔结膜炎烧伤，消渴热烦和痞满，
> 结核吐衄痛疔毒，咽喉肿痛白喉痓。

2. 治猩红热方　用 10% 黄连糖浆内服。

【实验参考资料】　黄连所含的小檗碱有降低血压、扩张冠状动脉的作用。其小檗碱有利胆作用，增加胆汁形成，使胆汁变稀，对慢性胆囊炎患者（经口服）有良好效果，小檗碱抗癌、抗放射及对细胞代谢的作用以前认为，小檗碱系原浆毒或细胞分裂毒，它与秋水仙碱、白屈菜碱同属芪胺类化合物，并与秋水仙碱有协同作用。在组织培养基试验中，抑制细胞呼吸、氧的摄取并引起细胞的脂肪性变。荧光成像显示小檗碱存在于细胞内的颗粒中。它抑制细胞呼吸，主要是由于抑制了丙酮酸的氧化脱羧所致，对异丁烯二酸、延胡索酸、醋酸、无氧糖酵解等并无影响。也有人认为，它之所以抑制呼吸，主要是抑制黄酶的原因。小檗碱口服不易吸收，肠外给药吸收入血后迅速进入组织，不维持血液浓度。在体内几乎所有组织均有小檗碱的分布，而以心肾肺肝等最多。它在各组织中储留的时间甚为短暂，24小时后仅有微量，主要在体内进行代谢。也有少部分（4%～6%）经肾排出。黄连或小檗碱对溶血性链球菌、脑膜炎球菌、肺炎双球菌、霍乱弧菌、炭疽杆菌、金黄色葡萄球菌、痢疾杆菌、百日咳杆菌、伤寒杆菌、结核杆菌及白假丝酵母菌均有较明显的抑制作用，但由于实验方法不同，对它们的抑菌效果各家报告也有差异。煎剂则有良好的抗菌作用，对链霉素、氯霉素、土霉素抗药后，小檗碱仍有抗菌作用。用鸡胚实验证明，对 PR_8 株甲型流感病毒、亚甲型流感病毒 EM1 株、丙流感病毒 1233 株、乙型流感性病毒 LCC 株均有明显抑制作用。在试管中对十余种常见致病性真菌有广泛而显著的抑制作用。对钩端螺旋体有相当强的杀灭作用，小檗碱在 7.5 微克/毫升、黄连水煎剂在 1.9 毫克/毫升时，即有显著作用。黄连煎剂及硫酸小檗碱在体外及体内均有抗阿米巴原虫作用，体外试验其效力相当于依米丁的 1/28，汉防己甲素的 1/4，体内试验相当于汉防己的 1/16。

龙 胆 草

【附方】 治带状疱疹方：龙胆草，黄芩，栀子，柴胡，大青叶，甘草。水煎服。

胆草入肝胆苦寒，能泻肝胆实火验，
善治下焦湿热盛，肝炎黄疸胆囊炎，
目赤头晕高血压，狂躁膀胱炎惊痫，
胸胁咽痛热痢带，疮疖痈肿湿痒痊。

【实验参考资料】 用龙胆苦苷给予造成胃瘘管的犬口服，能促进胃液的分泌，并可使游离盐酸增加、食欲改进。抑菌曾试用14种龙胆属植物，其中7种对根瘤细菌、大肠杆菌、枯草杆菌、根瘤病土壤杆菌等有作用。龙胆草水浸剂（1:4）在试管内对石膏样毛癣菌、星形奴卡菌等皮肤真菌有不同程度的抑制作用。

苦 参

【附方】 治皮炎方：苦参，黄芩，白鲜皮，甘草，白矾。水煎后外洗。

苦参苦寒入二肠，肾肝脾胃杀虫强，
清热燥湿又利水，黄疸菌痢与烫伤，
痔瘘肠风溲不利，眼弦赤烂癣疥疮，
结核胸腹膜炎带，扁桃肺炎麻疹痒。

【实验参考资料】 苦参煎剂给家

兔口服、肌内注射或静脉注射均有较明显利尿作用，主要由苦参碱引起。苦参有抗滴虫、抗阿米巴原虫的作用。苦参碱注射于家兔，发现对中枢神经有麻痹现象，同时发生痉挛，终则因呼吸停止而死亡。苦参碱注射于青蛙；也有类似毒性作用发生。苦参对结核菌有抑制作用。

秦　皮

【附方】　治慢性肝炎方：秦皮，柴胡，黄芩，杭白芍，鸡内金，陈皮，甘草。水煎服。

> 秦皮苦寒入肝胆，清热燥湿治咳喘，
> 明目主治肠炎痢，白带慢性气管炎，
> 目赤肿痛眼流泪，外用能治牛皮癣，
> 抑制杆菌和球菌，慢性肝炎用之验。

【实验参考资料】　从秦皮末中分离出的总苷，用一般量即可使家兔的尿量及尿酸的排泄量增加。将秦皮总苷给予肌肉风湿患者和健康人，其结果表明，肌肉风湿患者的尿酸排泄量远较健康人多。秦皮中的成分七叶树苷，对大鼠实验性肉芽肿和浮肿均有抑制作用。秦皮乙素具有止咳、祛痰、平喘的作用。秦皮素葡萄糖苷有明显的止咳、祛痰作用。大叶白蜡树皮煎剂对福氏痢疾杆菌、伤寒杆菌、奈氏球菌、肺炎双球菌、甲型链球菌均有较强的抑制作用。

胡　黄　连

【附方】　治五心烦热方：胡黄连，水煎服。

> 胡连苦寒入肝胃，大肠三经骨蒸退，
> 清热燥湿疗痔疾，惊痫黄疸目赤贵，
> 自汗盗汗服可止，止血治痢痔瘘恢，
> 抑制董色毛癣菌，皮肤真菌命也危。

【实验参考资料】　胡黄连水浸剂（1:4）在试管内对董色毛癣菌等皮肤真菌有不同程度抑制作用。

椿根白皮（附：凤眼草）

【附方】　治阴道滴虫方：椿根白皮60克。水煎后冲洗。

> 椿根白皮苦涩寒，能入大肠膀胱肝，
> 清热燥湿收涩剂，止血杀虫治肠炎，
> 肠风下血久泻剂，遗精白浊崩漏癣，
> 凤眼苦凉善利尿，止痛止血崩带选。

【实验参考资料】　本品对痢疾杆菌和伤寒杆菌有一定的抑制作用。凤眼草对阴道滴虫有杀灭作用。

铁　苋

【附方】　治阿米巴痢疾方：铁苋

30~60克。水煎，每日2次分服。

【实验参考资料】　铁苋煎剂在体外对常见的痢疾杆菌都有抗菌作用，尤其对志贺痢疾杆菌效果好（试管内人工培养稀释法），在稀释程度为1∶256时，不但有抑菌力，且有杀菌作用；

> 铁苋苦甘涩寒凉，能入心肺大小肠，
> 清热祛湿治血痢，肠炎皮炎湿疹疮，
> 肝炎疟疾痔疾泻，咳血便血蛇咬伤，
> 能抑杆菌和球菌，霍乱弧菌命不长。

对舒氏和福氏痢疾杆菌作用次之；对宋内痢疾杆菌效果最差。以铁苋制成的片剂，在体外也有同样抗痢疾杆菌之效。50%煎剂在体外对金黄色葡萄球菌、霍乱弧菌、炭疽杆菌、舒氏痢疾杆菌有不同程度的抑菌作用。对伤寒杆菌、绿脓杆菌有抑制作用。其根、茎、叶中皆含抗菌成分，但对不同程度的细菌，用植物不同的部分，其抗菌效力似有差异。其醇提取物亦有不同样抗菌作用。

墓 头 回

【附方】　治黄白带下方：墓头回，川芎，赤芍，黄柏，黄芩。水煎服。

> 墓头回味苦酸涩，微寒入肝脾止血，
> 清热利湿止带下，主治白带崩漏疟，
> 宫颈糜烂早期癌，阴肿阴痒因湿热，
> 跌打损伤亦能治，艾氏腹水癌可灭。

【实验参考资料】　墓头回对艾氏腹水癌细胞有破坏作用。口服给药对小鼠艾氏腹水型腹水癌有明显抑制作用，也有明显治疗作用，尤以腹腔给药疗效明显。局部注射可使小鼠实体型腹水癌局部肿瘤逐渐变硬变干，从根部脱落，溃疡面逐渐修复而愈。

八、清热解毒药

金银花

【附方】 治疗疮肿毒方：金银花，重楼，赤芍，细辛，蝉蜕，黄连，僵蚕，防风，泽兰，羌活，独活，青皮，甘草。水煎服。

> 银花入心肺胃经，甘寒清热解毒功，
> 主治上感与流感，乳腺炎症痛肿疔，
> 大叶肺炎结膜炎，肺脓疡和痢疾病，
> 钩端螺旋阑尾炎，扁桃体炎温热平。

【实验参考资料】 金银花在试管内对金黄色葡萄球菌、白色葡萄球菌、甲型溶血性链球菌、乙型溶血性链球菌、非溶血性链球菌、伤寒杆菌、志贺痢疾杆菌、人型结核杆菌、肺炎双球菌均有抑制作用。水浸液比煎剂的抑菌作用强。高压消毒可显著影响其抗菌力。冷藏液维持 3~4 周仍有抗菌作用。叶较花有更强的抗菌作用，尚待更进一步研究。

连 翘

【附方】 治出血性紫斑方：连翘，紫珠草。水煎服。

> 连翘苦凉入心胆，清热解毒痈结散，
> 善治风热感冒淋，肾炎结核斑疹丹，
> 咽痛痈肿瘰疬疔，明显减轻坏死肝，
> 能降谷丙转氨酶，球菌杆菌全被歼。

【实验参考资料】 连翘所含的齐墩果酸有轻微的强心利尿作用。对于麻醉犬的血压有速降作用。本品含有丰富的维生素 P，能增强毛细血管的致密度，故对毛细血管破裂出血、皮下溢血有效。煎剂有镇吐作用，能对抗洋地黄、阿扑吗啡所引起的呕吐，这种镇吐作用，可能是抑制延脑中枢的催吐化学感受区所引起。对于四氯化碳所致的大鼠肝损伤，可使其肝脏变性和坏死明显减轻，肝细胞内蓄积的肝糖原以及核糖核酸含量大部分恢复或接近正常，血清谷丙转氨酶活力显著下降，这表明连翘具有抗肝损伤的作用。连翘酚在试管中对金黄色葡萄球菌的抑制浓度为 1∶5 120，对痢疾杆菌为 1∶1 280，对白喉杆菌及副伤寒杆菌（甲）为 1∶640，这些可能为抗菌有效浓度。水煎剂在体外试验对痢疾杆菌、伤寒杆菌、副伤寒杆菌、结核杆菌、金黄色葡萄球菌、肺炎双球菌均有抑制作用。

其浓缩煎剂在体外可抑制大肠杆菌、白喉杆菌、霍乱弧菌、葡萄球菌、链球菌等。醇提取物（7.8毫克/毫升）对钩端螺旋体有杀灭作用，水煎剂则无效。水浸剂（1:5）在试管内对星形奴夫卡菌有抑制作用。

紫花地丁

【附方】 治痈肿疮疖方：紫花地丁15克，蒲公英30克，金银花15～60克，野菊花15～30克，连翘10～15克，紫背天葵子10克，四季青15～30克。水煎服。

> 地丁苦寒入心肝，清热解毒又消炎，
> 主治痈肿丹毒疮，乳痈肠炎与黄疸，
> 目赤肿痛咽炎痢，瘰疬蛇伤功效宽，
> 强抑金色葡球菌，肺炎双球菌也然。

【实验参考资料】 本品对金黄色葡萄球菌和卡他球菌有较强的抑制作用，对甲型链球菌和肺炎双球菌亦有抑制作用。

蒲 公 英

【附方】 治乳痈方：蒲公英30～100克，鹿角霜10～15克。水煎服。或鲜蒲公英捣膏外敷。

> 公英入肝胃苦甜，清热解毒性本寒，
> 消痈散结治上感，扁桃腺炎与咽炎，
> 疖腮乳痈胃肠炎，胆囊肝炎疔痈痉，
> 阑尾炎和盆腔炎，瘰与泌尿系感染。

【实验参考资料】 据国外研究，蒲公英在动物身上有利胆作用，临床上对慢性胆囊炎痉挛及结石症有效。也有人认为有利尿作用，特别是对门脉性水肿有效，可能是由于植物中含有大量钾的缘故。蒲公英注射液于试管内，对金黄色葡萄球菌耐药株、溶血性链球菌有较强的杀菌作用，对肺炎双球菌、脑膜炎球菌、白喉杆菌、绿脓杆菌、变形杆菌、痢疾杆菌、伤寒杆菌等及卡他球菌也有一定的杀菌作用。其提取液（1:400）在试管内能抑制结核菌，但煎剂（1:100）无效。醇提取物能杀死钩端螺旋体，对某些真菌亦有抑制作用。蒲公英有抗人体肺癌的作用。

大 青 叶

【附方】 预防流感方：大青叶，板蓝根，生贯众，鱼腥草。水煎服。

> 大青苦寒心胃肝，清热解毒凉血斑，
> 主治乙脑流感病，疖腮肺炎和上感，
> 菌痢丹毒痈肿疔，热毒发斑退黄疸，
> 蛇伤肝炎胃肠炎，口疮喉痹吐衄烦。

【实验参考资料】 大青叶对犬有明显增加胆汁分泌的作用。煎剂（含菘蓝）给大鼠灌胃，对急性风湿性关节炎有较明显的抗炎作用。茎叶（蓼蓝）煎剂给家兔灌胃，对因注射霍乱、伤寒混合菌苗而引起发热的家兔有解热作用。大青叶的有效成分是靛苷，家兔经口给药，血中浓度以服药后 2~3 小时为最高。健康人口服 100 毫克靛苷后 12 小时内排出大部分，24 小时内排出量达 94%~95%。其水煎剂对金黄色葡萄球菌、白色葡萄球菌、甲型链球菌、脑膜炎球菌均有较强的抑制作用。大青叶稀释度 1:100 以上有杀灭钩端螺旋体的效果。对黄疸出血群沃而登型、七日热型均有杀灭作用。

青　黛

【附方】　治带状疱疹方：青黛，黄芩，黄连，龙胆草，重楼，甘草。水煎服。

【实验参考资料】　青黛（木蓝）醇浸液 0.5 克/毫升在体外对炭疽杆菌、肺炎杆菌、志贺痢疾杆菌、霍乱弧菌、金黄色和白色葡萄球菌皆有抑制作用。

> 青黛咸寒入肝心，清热解毒消斑疹，
> 主治疔肿丹毒病，小儿发热惊痫镇，
> 咯血吐血肺炎痈，湿疹黄水疮浸淫，
> 抑制杆菌和球菌，霍乱弧菌命皆陨。

野菊花

【附方】　治高血压病方：野菊花，首乌，赤芍，槐米，天麻。水煎服。

【实验参考资料】　本品对麻醉猫与麻醉犬均有明显降压作用，这是通过抗肾上腺素及扩张外周血管和抑制血管运动中枢而实现的。野菊花煎剂对溶血性金黄色葡萄球菌、白喉杆菌、痢疾杆菌及绿脓杆菌均有抑制作用。

> 野菊苦辛入肝肺，性凉清热解毒类，
> 防治流感和感冒，肝炎痢疾肺炎退，
> 痈疖疔疮高血压，目赤肿痛蛇伤备，
> 流脑白喉胃肠炎，丹毒湿疹也称魁。

败酱草

【附方】　治慢性肠炎方：败酱草，薏苡仁，鱼腥草，黄柏，黄芩，牡蛎。水煎服。

【实验参考资料】　黄花龙芽有促进肝细胞再生、改善肝功能的作用，对金黄色葡萄球菌、福氏痢疾杆菌、宋内痢疾杆菌、伤寒杆菌、绿脓杆菌、大肠杆菌均有抑制作用。

> 败酱入肝胃大肠，苦辛微寒清热将，
> 解毒排脓善活瘀，主治阑尾炎效良，
> 肝炎目赤结膜炎，产后瘀血腹痛尝，
> 痈肿疔疮肠炎痢，赤白带下疥癣疮。

白头翁

【附方】 治阿米巴痢疾方：白头翁，黄连，秦皮，黄柏，甘草。水煎服。

> 白头翁苦入肠胃，性寒清热解毒贵，
> 凉血主治阿米巴，菌痢湿热带下废，
> 鼻衄血痔皆可治，压汁杀蛆子孑畏。
> 抑制球菌杆菌好，镇静镇痛痉挛慰。

【实验参考资料】 白头翁素有镇静、镇痛及抗痉挛的作用。白头翁煎剂能抑制阿米巴原虫生长，能杀灭阴道滴虫（最低有效浓度为 2 毫克/毫升）。煎剂对金黄色葡萄球菌、福氏痢疾杆菌、伤寒杆菌、绿脓杆菌及大肠杆菌均有抑制作用。

马齿苋

【附方】 治淋巴结结核溃烂方：马齿苋 200 克，洗净晒干，研粉，放入熬熟的猪板油 240 克中，趁热用铁勺不断搅拌，待冒白烟将锅端下，放入蜂蜜 240 克，搅拌成糊状，冷却后

> 马齿苋酸入大肠，性寒清热解毒彰，
> 利湿善治肠炎痢，乳炎丹毒带痔疮，
> 带状疱疹与湿疹，淋巴结核胃炎良，
> 抑制杆菌和球菌，真菌逢之命不长。

即成软膏。用时先将患处用淘米水（凉开水淘米）洗净，按疮口大小摊成小膏药敷于患处，纱布覆盖，胶布固定。每 2 日换药 1 次，以愈为度，不可间断。治疗期间忌食鳞鱼、鳖和行房事。此膏对其他骨结核溃破也有同样疗效，同时内服可治疗多种结核病。每日 3 次，每次 3～10 克。据临床报道118 例，其中淋巴结核 42 例，肺结核 31 例，其他结核（包括脊椎结核、骨结核、肠结核、肾结核等）45 例，均收到不同程度的疗效。

【实验参考资料】 马齿苋含有丰富的维生素 A 样物质，故能促进上皮细胞的生理功能趋于正常，并能促进溃疡的愈合。对血管有显著的收缩作用，此种收缩作用兼有中枢性及末梢性。对豚鼠、大鼠及兔离体子宫均有兴奋作用；对兔在体子宫亦可引起收缩；对家兔有降压、利尿及加强肠蠕动的作用。产妇口服鲜马齿苋汁 6～8 毫升，可见子宫收缩增多，强度增加。在试管内 1:4 浓度时对痢疾杆菌有杀菌作用，此种杀菌作用不是由于药本身较强的酸性所致。煎剂在 18.75～37.5 毫克/毫升浓度时，对志贺痢疾杆菌、宋内痢疾杆菌、斯氏痢疾杆菌及福氏痢疾杆菌均有抑制作用，但与马齿苋多次接触、培养后能产生显著的抗药性。此外对伤寒杆菌、大肠杆菌及金黄色葡萄球菌也有一定的抑制作用。对某些致病性真菌也有不同程度的抑制作用。

鸦 胆 子

【附方】 治血痢方：鸦胆子仁 10 个，用龙眼肉包裹，白开水冲服，每日 2~3 次。

> 鸦胆子苦寒有毒，清热解毒大肠入，
> 抗疟止痢杀虫好，阿米巴痢原虫除，
> 疟疾痔疮疔毒治，鸡眼瘊疣须外涂。

【实验参考资料】 鸦胆子苷与鸦胆子仁在试管中有杀灭阿米巴作用。对猴子自然感染的阿米巴原虫也有治疗作用。对于幼犬的实验性阿米巴病，确有相当疗效。用鸦胆子做鸡疟实验，证明有抗疟效能。鸦胆子苷给鸡做皮下注射其半数致死量为 5 毫克/千克；猫及犬皮下注射之半数致死量为 0.5~1 毫克/千克。其急性中毒症状为，中枢神经抑制、呼吸减慢、心搏增速、呕吐腹泻、尿量减少、四肢软弱及瘫痪等。用小鼠口服测其毒性，结果表明，鸦胆子的毒性较鸦胆油或壳的毒性强。

山 豆 根

【附方】 治心悸方：山豆根，苦参，当归，川芎，赤芍，玉竹，炙甘草。水煎服。

> 山豆根苦寒入肺，心与大肠三经归，
> 清热解毒利咽喉，消胆止痛治喉类，
> 扁桃腺炎肺热咳，黄疸牙痛疖毒回，
> 肝癌腹水癌试用，溃疡组织修复瑞。

【实验参考资料】 小鼠灌服山豆根浸剂 60 克/（千克·日），共 16~21 日，对接种子宫颈癌有明显的抑制作用。山豆根的提取物即苦参碱和氧化苦参碱对小鼠移植肉瘤 -180 的小鼠有延缓其死亡的效果。对实体型和腹水型吉田肉瘤的大鼠及腹水肝癌的大鼠有明显的延缓其死亡的作用，平均 60% 的大鼠被治愈。在治愈的大鼠血清中发现抗肿瘤性抗体的存在。山豆根对白血病细胞有抑制作用，对网状内皮系统功能有兴奋作用；抗溃疡作用表现在有抑制胃分泌的作用。对实验性溃疡（幽门结扎溃疡、应激性溃疡、醋酸溃疡）的大鼠口服给药，对溃疡组织有明显的修复作用。本品对金黄色葡萄球菌、絮状表皮癣菌及白假丝酵母菌均有抑制作用。

射 干

【附方】 治水田皮炎方：射干 750 克，加水 10.3 升。煎煮 1 小时后过滤，再加食盐 120 克。用时涂擦患处。用前保持药液温度为 30~40 ℃。

> 射干苦寒入肺肝，微毒清热利喉咽，
> 活血祛瘀治喉痛，乳痛喉蛾腮腺炎，
> 肝脾肿大经闭证，支气管炎喘咳痰，
> 痈肿疮毒瘰疬病，水田皮炎洗加盐。

033

观察 250 例均有显著疗效。

【实验参考资料】 射干醇提取物给家兔口服或注射，有促进唾液分泌的作用。本品在试管中有抗透明质酸酶的作用，故能抑制大鼠的透明质酸酶性浮肿。本品对常见的致病性皮肤真菌有较强的抑制作用。对埃可病毒和疱疹病毒均有抑制作用。

金 果 榄

【附方】 治胃痛和腹部痉挛性疼痛方：金果榄研细面。每次服 10 克，每日 3 次。

【实验参考资料】 本品有降血糖作用。对金黄色葡萄球菌、抗酸性分枝杆菌均有较强的抑菌作用。

> 金果榄苦寒入心，又入肺胃脾和肾，
> 清热解毒利咽喉，防治流感咳失音，
> 急性咽炎胃肠炎，喉蛾口疮胃痛镇，
> 菌痢痈肿蛇咬伤，瘰疬溃烂便毒饮。

鱼 腥 草

【附方】 治热毒疮疖方：鱼腥草，大青叶，重楼，蒲公英。水煎服。

【实验参考资料】 鱼腥草素可以增强白细胞吞噬能力和提高血清备介素，能调解动物机体本身防御因素，

> 鱼腥草辛入肺经，性寒清热解毒肿，
> 主治咳血肺脓疡，喉蛾肺炎肾炎病，
> 泌尿感染气管炎，肠炎痢疾乳炎平，
> 蜂窝组织中耳炎，带淋蛇伤痈疖疔。

所以除抗菌作用外，在提高机体免疫力上也有很重要的意义。鱼腥草有镇痛止血作用，抑制浆液分泌，促进组织再生。用氨雾引咳法，以鱼腥草煎剂给小兔腹腔注射，有止咳作用。其提取液可引起蟾蜍肾小球毛细管扩张，循环加速。本品所含的槲皮苷（用水稀释至 1：100 000）的水溶液尚有强力的利尿作用。此外由于含有 2.7% 的钾盐及槲皮苷能扩张肾动脉增加肾动脉血流量。槲皮苷及异槲皮苷均有防止毛细血管脆性的作用。本品对溶血性链球菌、金黄色葡萄球菌、流感杆菌、卡他球菌、肺炎球菌、大肠杆菌、痢疾杆菌、伤寒杆菌等，均有较强的抑菌作用。对流感病毒及埃可病毒均有抑制作用。由鱼腥草中提得一种黄色油状物，对各种微生物（尤以酵母和霉菌）生长都有抑制作用，但此成分储藏很易失效，若加入亚硫酸盐变成氨基脲仍保留其抗菌作用。

穿 心 莲

【附方】 治疮疖肿毒、咽喉炎方：穿心莲，冬青叶，甘草。水煎服。

【实验参考资料】 穿心莲有促进白细胞吞噬细菌的作用。穿心莲内酯对细菌所致发热的家兔有解热作用。5%煎剂对金黄色葡萄球菌有抑菌作用；20%煎剂对变形杆菌有抑制作用；

> 穿心莲苦入心肺，性寒清热解毒秒，
> 流感眼炎气管炎，痄腮肺炎顿咳退，
> 胃肠炎痢盆腔炎，肠伤寒与痈肿瑞，
> 泌尿感染乳腺炎，绒癌蛇咬早准备。

40%煎剂对绿脓杆菌有抑制作用，并对肺炎双球菌、溶血性链球菌、痢疾杆菌、伤寒杆菌均有不同程度的抑制作用。从穿心莲叶中分离得粗结晶，在试管内对钩端螺旋体有抑制作用；对致热型、澳洲型和流感伤寒型较敏感。脱羟基穿心莲内酯对治疗钩端螺旋体病有作用。

白　英

【附方】

1. 治黄疸型肝炎方　白英、胡荽各 30 克，虎刺根 15 克。水煎服，每日 1 剂。

> 白英毛藤蜀羊泉，苦寒小毒入胃肝，
> 清热解毒抗癌肿，感冒发热消黄疸，
> 肝肾关节胆囊炎，胆石癌症宫颈烂，
> 咽喉肿痛白带病，热毒疮肿功效专。

2. 治声带癌方　白英、龙葵各 30 克，蛇莓、石见穿、野荞麦根各 15 克，麦冬、石苇各 12 克。水煎，分 2 次服。

3. 治肺癌方　白英、垂盆草各 30 克。水煎服。每日 1 剂。

【实验参考资料】 白英对人体肺癌有抗癌作用。蜀羊泉和大枣 1∶1 混合制成煎剂、糖浆，对小鼠艾利虚腹水癌、梭形细胞肉瘤的实体型及腹水型均有抑制作用。醇提取物对小鼠肉瘤 - 180 则有抑制作用，其有效成分为 β - 苦茄碱。根据溶血素及血清蛋白含量的测定，蜀羊泉及大枣对促进机体的抗体形成，以及蛋白（尤其是 γ - 球蛋白）的合成有一定作用，可以增强机体非特异性的免疫生物学反应。蜀羊泉碱有抗真菌作用，大剂量引起喉头烧灼及恶心、呕吐、眩晕、瞳孔散大，出现惊厥性肌肉运动的同时表现全身性衰弱。白英全草制成 100% 注射液，肌内注射对治疗急性黄疸型肝炎、退黄疸、改善症状和降低转氨酶均有较好疗效。

翻　白　草

【附方】 治淋巴结核方：翻白草全草 45 ~ 60 克，用黄酒 750 克（不善饮酒者可减量）浸泡一昼夜，隔汤炖 1 小时许，以无酒味为度，加红糖适

> 翻白草苦寒性平，能入胃与大肠经，
> 清热解毒凉止血，燥湿消肿治漏崩，
> 肠炎痢疾阿米巴，吐衄便血白带痈，
> 慢性溃疡创伤癣，瘰疬结核黄酒蒸。

量，分1次或数次，1日服完。每日或隔日1剂，15剂为1个疗程，必要时停药5日后继续服第2个疗程。

【实验参考资料】 本品全草煎剂，对志贺痢疾杆菌、福氏痢疾杆菌、金黄色葡萄球菌和伤寒杆菌有抑制作用。体外无抗阿米巴原虫作用。

千 里 光

【附方】 治风火眼痛方：千里光60克。水煎熏洗。

千里光苦辛寒凉，清热解毒凉血强，
清肝明目消肿痒，主治上感丹毒疮，
喉蛾咽炎结膜炎，肺肠阑尾诸炎良，
淋巴管炎和皮炎，痢疾湿疹痈肿病。

【实验参考资料】 本品50%煎剂对志贺痢疾杆菌和金黄色葡萄球菌有较强的抗菌作用，有效浓度分别为1:1 024和1:512，对伤寒杆菌、副伤寒甲杆菌、副伤寒杆菌、痢疾杆菌、大肠杆菌、变形杆菌、蜡样炭疽杆菌等杆菌以及八叠球菌皆有抑制作用。大鼠口服吸收良好，排出的尿液亦有一定抗菌作用。50%煎剂在体外对黄疸出血型钩端螺旋体的抑制很强。各种提取物都有不同程度的体外抗螺旋体作用，其中以醚提取液效果较好。煎剂在试管中（1:40）对人的阴道滴虫有抑制作用。

葎 草

【附方】 治肺结核方：用100%葎草注射液肌内注射，每日2次，每次2~4毫升，30日为1个疗程。

葎草味甘苦性寒，清热解毒利小便，
主治结核潮热病，感冒发热胃肠炎，
肾盂肾炎膀胱炎，泻痢泌尿结石痊，
淋病痈肿毒蛇咬，癞痔湿疹瘰疬安。

【实验参考资料】 50%葎草乙醇浸液对福氏痢疾杆菌有抑制作用。葎草花果对结核杆菌有显著抑制作用，对金黄色葡萄球菌亦有抑制作用。

漏 芦

【附方】 治心肌缺血及传导阻滞方：漏芦，当归，川芎，首乌，山楂，玉竹，黄芪，炙甘草，田三七。水煎服。

漏芦入胃大肠经，苦寒清热解毒功，
排脓消肿善通乳，主治乳炎乳不通，
淋巴结核腮腺炎，风湿关节炎痛肿，
瘰疬疮疡热毒痈，胃肠炎和痔疮病。

【实验参考资料】 本品所含的新疆蓝刺头碱，对中枢神经系统的作用与士的宁相似，小剂量对动物表现兴奋作用，大剂量则引起痉挛，以后出现全身抑制；对巴比妥引起的小鼠睡眠有苏醒作用；并能兴奋神经肌肉装置，促进周围神经的恢复过程。临床上可治各种不全麻痹症，以及由于末梢或中枢运动神经元传导障碍的瘫痪，对全身性基础上的血管性营养不良患者有强壮作用。对实验性创伤性麻痹亦有治疗作用。蓝刺头碱对麻醉猫可引起血压下降，心收缩力增强；对体外蛙心可使心收缩张力上升，收缩幅度减弱，高浓度可使心脏停止于收缩期。国外将其果子用于高血压及动脉粥样硬化患者，有强心作用。水浸剂在试管内对许蓝黄癣菌、紧密着色芽生菌、星形奴卡菌等皮肤真菌均有不同程度的抑制作用。

重　楼

【附方】　治腮腺炎方：重楼，紫草，大青叶。水煎服。

> 重楼苦寒入心肝，清热解毒消肿先，
> 镇静止痛治惊风，乙脑喉蛾腮腺炎，
> 痈肿瘰疬阑尾炎，淋巴结核和流感，
> 喉痹乳痈肿毒疔，蛇伤虫咬胃痛散。

【实验参考资料】　本品煎剂对右旋糖酐所致无菌性炎症有对抗作用。蚤休苷可使小鼠的自由活动减少，与戊巴比妥钠有显著协同作用。本品给大鼠灌胃，可明显减低大鼠肾上腺内维生素 C 的含量，促进肾上腺功能，但对幼鼠胸腺重量影响不大。本品所含皂苷对体外兔耳血管平滑肌有直接收缩作用。其煎剂及皂苷对豚鼠的体外回肠均有兴奋作用，二者均有溶血作用。

土茯苓

【附方】

> 土苓味甘淡性平，能入肝胃二经行，
> 清热解毒能除湿，善利关节治痈肿，
> 钩端螺旋梅毒疮，湿疹风湿关节病，
> 能解汞粉银珠毒，皮炎脚气拘挛痛。

1. 预防钩端螺旋体病方　土茯苓 60 克（病重体质较好者可用至 150 克），甘草 10 克，水煎，每日 2 次服。对高热重者，给葡萄糖液及维生素 C，个别有出血倾向者加用激素。

2. 治急、慢性胃炎方　土茯苓每日 90 克，水煎，分 3 次服。

3. 治瘰疬方　土茯苓（鲜品）300 克，水煎服。

【实验参考资料】　土茯苓能解汞中毒。本品退肿作用较好，服后小便增加。

037

猫爪草

【附方】　治单纯型、混合型、溃疡型、瘘管型淋巴结结核方：猫爪草

> 猫爪草辛苦性平，能入肝肺二经中，
> 解毒散结治痰核，淋巴结炎应选用。

15 克，加水 500 毫升用文火煎半小时，临睡前用黄酒 60～120 克冲服，每日 1 剂；或用 25% 酊剂，日服 3 次，每次 10 毫升。均以 3 日为 1 个疗程，间隔 3～5 日开始下 1 个疗程。间隔期，体质虚弱者服八珍汤，有溃疡或瘘管者服益气养荣汤，连服 2～3 日。外敷药用 10% 猫爪草提出液，浸无菌纱布条，用于坏死组织或干酪样物质较多的溃疡疮面及瘘管。3% 猫爪草软膏用于混合感染或已形成溃疡的患处，或制成猫爪草凡士林纱条，用于引流或填塞瘘管。治疗过程中未发现不良副作用。

【实验参考资料】 全草显氨基酸，有机酸、糖类反应。

半边莲

【附方】

1. 治蛇咬伤方 半边莲 30～48 克，文火慢煎半小时，分 3 次内服；另用半边莲捣烂外敷，每日更换 2 次。

2. 治糜烂型手足癣及亚急性湿疹方 8% 半边莲煎剂湿敷，或用 1% 半边莲煎剂外擦，见效迅速。本品对金黄色葡萄球菌、伤寒杆菌、副伤寒杆菌、福氏痢疾杆菌、大肠杆菌、绿脓杆菌均有抑制作用。

> 半边莲辛平微寒，清热解毒利小便。
> 消肿主治蛇咬伤，肝硬化与阑尾炎，
> 乳蛾外伤肾脏炎，痈肿疔疮湿疹癣，
> 能抑杆菌及球菌，金福肠绿并伤寒。

九、涌吐药

常　山

【附方】　治疟疾方：柴胡，常山，半夏，人参，黄芩，生姜，大枣。水煎服。

【实验参考资料】　常山浸膏在1克/千克的剂量即呈显著的抗疟作用。

常山味辛苦性寒，有毒能入肺心肝，
涌吐痰涎能截疟，间日三日恶疟瘥，
实验能抗阿米巴，降压解热亦明显，
抑制甲型流杆毒，杀癌细胞病易安。

常山的甲、乙、丙为三种抗疟有效成分，有抗鸡疟、鸭疟的作用，尤以常山丙的抗疟效果最好。常山碱乙抗阿米巴作用（体外和体内）较盐酸依米丁强。煎剂经口给予实验性发热的家兔，结果证明有解热作用。常山碱甲、常山碱乙、常山碱丙对麻醉犬有降压，抑制犬心脏和扩张血管的作用。体外实验对甲型流感病毒PR_8有抑制作用。常山碱丙体外实验对艾氏腹水癌细胞有一定杀死作用。

胆　矾

【附方】　治疮口内生蛆方：炒胆矾研细面，外撒疮口上即可。

【实验参考资料】　胆矾对常见化脓性球菌和肠道伤寒、副伤寒、痢疾杆菌及沙门菌等均有较强的抑制作用。

胆矾酸涩辛寒毒，入胃肝胆能催吐，
燥湿祛腐杀虫剂，主治癫痫痰涎阻，
外治口疮眼赤烂，化脓球菌抑制住，
伤寒痢疾沙门菌，肉芽水肿可平脔。

十、攻下药

大　黄

【附方】 治热结旁流、邪热下利方：大黄，芒硝，枳实，黄柏，厚朴，黄芩。水煎服。

> 大黄入胃大肠肝，苦寒泻热破积煎，
> 行瘀主治大便秘，食积停滞腹痛安，
> 肝炎阑尾炎经闭，牙痛衄血结膜炎，
> 皮肤化脓痈肿疮，谵语痢疾癥瘕患。

【实验参考资料】 掌叶大黄及鸡爪大黄泻下的有效成分是大黄酸和其类似物。本品因含鞣质及没食子酸等，又具有收敛作用，故大剂量使用大黄时先泻后便秘。若煎药时间过长，则蒽醌类化合物及结合性大黄酸和其类似物破坏较多，鞣酸等成分大量煎出，故仅有致便秘作用，而无泻下作用。所含大黄酸等有增进血小板、促血液凝固等止血作用。大黄素对抗乙酰胆碱引起的小鼠体外肠痉挛作用强于对抗豚鼠气管痉挛的作用。本品有降低血清高胆固醇的作用。掌叶大黄及大黄酸、大黄素均有利尿作用，以大黄酸作用最强。大黄的抗菌作用强，抗菌谱广，有效成分已证明为蒽醌衍生物，其中尤以大黄酸、大黄素和芦荟大黄素抗菌作用最好。大黄酸和大黄素对金黄色葡萄球菌的最低抑菌浓度为 15 微克/毫升及 10 微克/毫升。此外，对痢疾杆菌、伤寒杆菌、霍乱弧菌、大肠杆菌、绿脓杆菌、葡萄球菌、链球菌、肺炎双球菌、白喉杆菌、炭疽杆菌及皮肤真菌等均有抗菌作用。大黄素和大黄酸对小鼠的黑色素瘤、乳腺癌及艾氏癌腹水型（皮下无效）均有抑制作用，这是对瘤细胞的直接破坏所致，并能抑制动物肿瘤的生长。

芒　硝

【附方】

1. 治口舌糜烂生疮、咽喉肿痛方 玄明粉、月石、青黛各 6 克，冰片 0.9 克，研细涂敷患处。

2. 退乳方 芒硝 200 克（炎热季

> 芒硝性味咸苦寒，能入胃肠通大便，
> 功能泻热导积滞，润燥软坚治便难，
> 月石青黛冰片配，外治口舌咽肿烂，
> 外科眼科热毒肿，开水冲化热敷安。

节用 300 克）用纱布包裹，分置于两侧乳房上，用胸带固定，经 24 小时（天热 12 小时）取下。如 1 次未见效，可连续 1~2 次。一般 2~3 日后退乳。

3. 治早期乳腺炎方 芒硝 30 克，平铺于两层纱布的夹层中（中心处稍厚），将四周缝合后覆盖患处，绷带固定。每日敷药 2 次。

4. 治大骨节病方 芒硝 2~4 克内服（成人），每日 2 次。

【实验参考资料】 芒硝为天然硫酸钠精制成的结晶体，经风化而成玄明粉。芒硝含硫酸钠以及少量的氯化钠、硫酸镁等。硫酸钠在肠中不易吸收，在肠内形成高渗盐溶液，使肠道保持大量水分，引起机械性刺激，促进肠蠕动而致泻。

芦　荟

【附方】 治实火便秘方：芦荟，大黄，黄连，黄芩，龙胆草，当归，栀子，甘草。水煎服。

> 芦荟味苦性本寒，能入大肠和胃肝，
> 清热泻下杀虫积，主治肝热头晕眩，
> 习惯便秘热结闭，小儿疳积和惊痫，
> 龋齿痛肿烧烫伤，癌肿经闭除湿癣。

【实验参考资料】 芦荟提取物 12500 醇浸出物，在体内可抑制肉瘤 – 180 和艾氏腹水癌生长。从浸出物中分离出几乎纯粹的物质有更高的抗癌作用。1:2 芦荟的水浸剂在试管内对腹股沟表皮癣菌、红色表皮癣菌、星形奴卡菌等皮肤真菌均有不同程度的抑制作用。

十一、润下药

火麻仁

【附方】　治阴虚便秘方：火麻仁，当归，生地黄，肉苁蓉，肥知母。水煎服。

火麻入脾胃大肠，甘平润燥能滑肠，
津血亏耗便秘治，降压显著功效良，
消渴热淋风痹病，月经不调疗癣疮。

【实验参考资料】　本品对麻醉猫及正常大鼠，可使其血压显著下降。青年人服火麻仁乳剂 4 周，血压由 140/100 毫米汞柱降至 120/80 毫米汞柱。继续给以维持量 5～6 周，血压稳定于 115/80 毫米汞柱，且无不良反应。火麻仁含脂肪草毒素、胆碱等，食入量大（60～120 克）可致中毒，多在午后 1～2 小时内发病。中毒症状为恶心、呕吐、腹泻、四肢麻木、哭闹、失去定向能力、抽风昏迷、瞳孔散大等。

郁李仁

【附方】　治心烦失眠方：柏子仁，酸枣仁，牡蛎，甘草。水煎服。

郁李仁辛苦甘平，归脾大小肠三经，
功能润燥通大便，又可利尿消水肿，
便秘血虚津不足，脚气冲心降压灵。

【实验参考资料】　本品含苦杏仁苷和大量脂肠油。郁李仁酊剂对实验动物（犬）有显著降压作用。

蜂　蜜

【附方】

1. 治虚秘方　蜂蜜 30 克，食盐 9 克。开水冲服。

2. 治急性结膜炎方　活水蛭 3 条，置 6 毫升蜂蜜中，6 小时后将浸出液倒入清洁瓶内，每日滴眼 1 次，每次 1～2 滴。

蜂蜜味甘其性平，能入肺脾大肠经，
补中润燥又解毒，止痛作用有大功，
慢性溃疡肝炎病，便秘干咳虚劳证，
音哑解毒护疮面，烧伤痛疽肿毒攻。

【实验参考资料】　体外试验蜂蜜有杀菌作用，如痢疾杆菌、化脓球菌于5%蜜汁中5分钟停止活动，20分钟即被杀灭。蜂蜡提取液对幼虫芽孢杆菌及蜂窝杆菌具有平行的抗菌作用。

十二、峻下逐水药

芫 花

【附方】 治精神病方：芫花花蕾及叶晒干研粉，成人每日 2～4 克，连服 3～7 日。治精神分裂症、抑郁症、神经官能症、癫痫等 153 例，结果痊愈 71 例，好转 46 例。一般连服 3～7

> 芫花入肺肾脾经，辛温有毒泻水肿，
> 主治痰饮腹胀满，乳炎喘满痛引胸，
> 根皮驱蛔治牙痛，结核腹水风湿病，
> 能抑溶血链球菌，肺炎球菌流感从。

日即可见效，如不见效休息几天，再服 1 个疗程。据报道每日用芫花粉 4～10 克，饭前顿服，治疗精神病 152 例，有效率达 73%。凡发热体弱、消化道疾患患者及孕妇均应忌服。

【实验参考资料】 小量芫花有利尿作用，大量则有抗利尿作用。根皮对流感杆菌、肺炎球菌、溶血性链球菌均有抑制作用。芫花素能刺激肠黏膜，引起剧烈的水泻和腹痛。芫花刺激性油状物对大鼠十二指肠呈强直性收缩，对家兔十二指肠先兴奋后抑制。芫花若腹腔注射，半数致死量为 9.25 克/千克，故其安全范围小。根有驱除蛔虫的作用。

大 戟

【附方】

1. 治急性肾炎水肿方 大戟根洗净，刮去粗皮，切片，每 500 克以食盐 9 克加水适量拌匀，吸入后晒干或烘干呈淡黄色，研成细面，装入胶囊。

> 大戟苦寒有小毒，归于肺脾肾经入，
> 泻水逐饮消肿结，主治水肿腹胀膨，
> 胸腹积水痰饮喘，瘰疬痈疽疮肿毒，
> 强抑金色葡球菌，绿脓杆菌叶汁除。

日服 2 次，每次 0.45～0.6 克，隔日 1 次，空腹温开水送下，6～9 次为 1 个疗程。共观察 60 例，均有显著的消肿作用，一般经 5～7 日后水肿即完全消失。患者服药后有不同程度恶心、呕吐、腹泻，其泻下作用常在服药后 2～4 小时最为剧烈，如症状严重可进食水果或冷糖开水，反应即可减轻。服药期间应食低盐饮食，禁食生冷、辛辣、鱼及猪头肉等发物。禁用于孕妇和心力衰竭、食管静脉曲张及体弱者。

2. 治晚期血吸虫病腹水或其他肝硬变腹水方　大戟鲜根洗净，晒干磨粉，用小火焙成咖啡色，装入胶囊。成人每次 0.6 ~ 0.9 克，隔日或隔 2 日服药 1 次，7 ~ 8 次后停药一周，以后视病情再服，若腹水已退，可选用人参养荣丸等调理。有人曾试治 20 例，经服药 5 ~ 36 次不等，显效（腹水消失、健康改善，体力基本恢复）9 例，好转（腹水显著减少，全身情况改善）9 例，无效 2 例。治疗过程中主要反应为腹泻、恶心、呕吐及腹痛等，经数小时后可自行消失。但也有人观察到，一般服药粉剂 0.6 克时药物反应能耐受，如超过 1.8 克时则反应增重，有恶心、震颤、头晕、烦躁、口干，有时呈极度恐惧感，反应可持续 2 ~ 6 小时，如及时处理即可缓解。孕妇、体弱者忌服。

【实验参考资料】　大戟根乙醚抽出物有致泻作用。根皮 70% 乙醇提取液注射于动物，无论剂量大小，利尿作用均不显著。健康成人服煎剂亦无明显利尿作用。提取液对末梢血管有扩张作用，能抑制肾上腺素的升压作用。本品对金黄色葡萄球菌和绿脓杆菌有较强的抑制作用。东北的大戟鲜叶汁在试管内对金黄色葡萄球菌及绿脓杆菌有抑制作用。但除去鞣质后，抗菌作用即消失；制剂保存数天或加热也可使抗菌作用减少，甚至丧失。

商　陆

【附方】

1. 治血小板减少性紫癜方　商陆干燥根切成薄片，加水煎半小时，浓缩成 100% 煎剂。首次服 30 毫升，以后每日 3 次，每次 10 毫升。或成人以 12 ~ 24 克，小儿 6 ~ 9 克，为 1 日量。久煎 3 ~ 4 小时以减低毒性。

> 商陆毒苦寒入肾，入脾膀胱泻水分，利尿通便善消肿，主治水肿胀满顺，宫颈糜烂白带多，血小板少与斑疹，肾炎肝硬化腹水，痈肿疮毒外敷神。

2. 治肾炎及血吸虫肝硬化引起腹水方　商陆、泽泻、杜仲各 90 克，洗净切片，用温开水浸泡 1 ~ 2 小时后文火煎两次，滤液合并浓缩，再加糖及防腐剂，制成 300 毫升。日服 3 次，成人每次 10 ~ 15 毫升，儿童羸弱及胃肠不适者均酌减，饭后服。并且要限制食盐及水分。

【实验参考资料】　商陆煎剂、浸剂及酊剂经动物祛痰实验证明，皆有明显祛痰作用。商陆的氯仿提取物及其皂苷元也有较明显的祛痰作用。动物试验证明，商陆煎剂和酊剂均有轻度的镇咳作用。由商陆中提取的生物碱有较明显的镇咳作用。本品小剂量兴奋血管运动中枢，使肾区血流量增加而利尿，大量反引起尿量减少。商陆的提取物灌流，可引起蟾蜍肾小球毛细血管扩张，循环加速。红商陆有轻度扩瞳作用。商陆对肺炎双球菌、福氏痢疾杆菌、流感杆菌、肠道蠕动而引起的腹泻有一定抑制作用。并且商陆能刺激延脑运动中枢，而使四肢肌肉抽搐，甚至可致中枢神经麻痹，呼吸运动障碍，心肌被抑制而引起心搏障碍，血压下降，终因心肌麻痹而死亡。

十三、芳香化湿药

藿　香

【附方】　治手足癣方：藿香 30 克，黄精、大黄、皂矾各 12 克。上药浸于 1 升米醋内 7~8 日，去渣备用。用时将患处放入药液中浸泡，以全部浸入为度，每次 30 分钟，每日 3 次。浸后忌用肥皂水及碱水洗涤。

藿香微温辛芳香，入脾肺胃解暑良，
行气和胃化湿秽，主治中暑感冒强，
头痛胸闷食不化，恶心呕吐泄泻方，
抑制真菌治足癣，钩端螺旋体命丧。

【实验参考资料】　藿香挥发油能促进胃液分泌，增强消化力，对胃肠有解痉、防腐作用。藿香乙醚浸出液（3%）及醇浸出液（1%），也能抑制多种致病真菌，水浸出液的抗真菌效力与煎剂相似。试管实验藿香煎剂 8%~15% 对许兰毛癣菌等多种致病性真菌有抑制作用。藿香水煎剂（15 毫克/毫升）对钩端螺旋体有抑制作用，如将浓度增至 31 毫克/毫升时，能杀死钩端螺旋体。

佩　兰

【附方】　治湿热食滞方：佩兰，藿香，竹叶，半夏，陈皮，白术，厚朴。水煎服。

佩兰辛平气芳香，喜入脾胃清暑良，
醒脾化湿治伤暑，发热头重胸闷胀，
食欲不振口发黏，急性胃肠炎自强，
抑制流感病毒好，引起糖尿肾肝伤。

【实验参考资料】　本品抑制流感病毒。能引起牛、羊慢性中毒，侵害肾、肝能引起糖尿病。鲜叶或干叶的醇浸出物含有一种有毒成分，具有急性毒性，家兔给药后能使其麻痹，甚至抑制呼吸，使心搏变慢、体温下降、血糖过多及引起糖尿诸症。口服佩兰能引起小鼠发情周期的暂时停止，排卵受到抑制。佩兰挥发油对流感病毒有抑制作用。

苍　术

【附方】 治食滞方：苍术，山楂，麦芽，厚朴，陈皮，枳实，甘草。水煎服。

> 苍术辛苦温芳香，能入脾胃燥湿强，
> 健脾辟秽治风湿，食欲不振胃腹胀，
> 寒湿吐泻消化差，水肿痰饮伛偻尝，
> 倦怠嗜卧湿疹痹，青盲内障和夜盲。

【实验参考资料】 苍术、艾叶烟熏消毒（6 立方米实验室，各用 120 克烟熏 2 小时），对结核杆菌、金黄色葡萄球菌、大肠杆菌、枯草杆菌及绿脓杆菌有显著的灭菌效果（与福尔马林相似），且优于紫外线及乳酸的消毒。

厚　朴

【附方】 治阿米巴痢疾方：将厚朴制成煎剂内服，每次 20 毫升（相当于生药 6 克），每日 2 次。据对 46 例患者的观察报告，用药 3 ~ 9 日后有 43 例获愈，2 例进步，1 例无效。

> 厚朴辛苦微芳香，能入脾胃肺大肠，
> 化湿导滞疗嗽喘，脘腹胀痛食欲伤，
> 痰饮喘咳肠梗阻，呕吐泄泻痢疾良，
> 强抑金葡肺炎菌，痢疾炭疽杆菌亡。

【实验参考资料】 厚朴对于动物病毒性肝炎，似有改善实质病损的作用。厚朴箭毒碱能使运动神经末梢麻痹，而引起全身松弛性运动麻痹现象，但对感觉神经并无显著影响。给猫小量静脉注射，引起血压明显下降，心率加快。厚朴煎剂在实验剂量下，对家兔的肠管及支气管平滑肌都有兴奋作用，对小鼠及豚鼠体外肠管小剂量出现兴奋；大量出现抑制。厚朴有较强的抗菌作用，其抗菌性较稳定，不易受热、酸、碱的破坏。其抗菌谱较广，主要对金黄色葡萄球菌、肺炎双球菌、痢疾杆菌、炭疽杆菌有较强的抑制作用，并对常见性皮肤真菌也有一定作用。但也有报告厚朴煎剂在试管中，对肺炎球菌、白喉杆菌、溶血性链球菌、枯草杆菌、志贺痢疾杆菌及旋氏痢疾杆菌、金黄色葡萄球菌有抑制作用，其效力较黄连粉低 5 ~ 10 倍。煎剂还有杀死猪蛔虫的作用。

砂　仁

【附方】 治胃气滞腹胀方：砂仁，木香，枳壳，鸡内金。水煎服。

> 砂仁辛温气芳香，能入脾胃调中乡，
> 和胃消食能止泻，胃腹胀满服此康，
> 食欲不振恶心吐，肠痢胎动可安详。

【实验参考资料】 砂仁小量煎剂能使兔体外小肠紧张性降低，这种舒张效应可被乙酰胆碱所拮抗。但各种成分的含量差异较大。据观察春砂仁叶油对脾胃虚寒所引起的腹胀、胃痛、呕吐等疗效显著，故认为春砂仁叶油每次内服0.5毫升，可代替砂仁果实使用。

十四、利水渗湿药

茯　苓

【附方】　健脾利湿消肿方：茯苓，白术，泽泻，车前子。水煎服。

【实验参考资料】　茯苓有缓慢而持久的利尿作用，能促进钠、氯、钾等电解质的排出，此外还有镇静和降低血糖的作用。

> 茯苓甘淡平入心，脾胃肺肾宁安神，
> 健脾利水通小便，心悸健忘失眠镇，
> 停饮不食惊痫泻，脘闷咳嗽驱痰饮。

猪　苓

【附方】　治腹泻方：猪苓，泽泻，甘草，黄连。水煎服。

【实验参考资料】　健康人口服猪苓煎剂5克，6小时内尿量增加62%，氯化物增加45%，但3克煎剂及临床

> 猪苓甘淡性本平，善入肾与膀胱经，
> 利尿渗湿治腹水，尿闭泄泻和水肿，
> 脚气水肿白带病，泌尿感染淋浊通，
> 大肠杆菌能抑制，金葡球菌效力同。

常用量尚未证实对人有利尿作用。猪苓含钾量不高，也不稀释血液，其利尿作用可能由于抑制了肾小管对电解质和水的重吸收。五苓散（猪苓，茯苓，白术，泽泻，桂枝）煎剂静脉注射于犬，在增加尿量的同时增加钾、钠、氯离子的排出。醇提水溶液给大鼠口服也有明显的利尿作用，其组成药物中以桂枝利尿较显著。其醇提取液对金黄色葡萄球菌、大肠杆菌有抑制作用。

泽　泻

【附方】　治尿道炎方：泽泻，车前子，黄柏。水煎服。

【实验参考资料】　泽泻对肺炎双球菌、金黄色葡萄球菌、结核杆菌均

> 泽泻甘寒肾膀胱，清热渗湿利尿畅，
> 肾盂肾炎并水肿，肠炎降压均称良，
> 能抑肺炎双球菌，金葡球菌结核伤。

有抑制作用。能增加动物尿量和氯化钠的排泄量，也能增加健康人的尿量、尿素和氯化钠的排泄量。泽泻浸膏给犬静脉注射，有显著的利尿与较久的降压作用。泽泻能使家兔滞留在血液中的尿素与胆固醇含量减少。泽泻能减轻

大鼠实验性脂血症。煎剂有对抗乙酰胆碱所致的离体兔肠痉挛的作用。

车 前 子

【附方】

1. 治小儿单纯性消化不良腹泻方 车前子炒焦研碎备用。4～12个月，每次服0.5克；1～2岁，每次服1克左右，每日3～4次。有人观察63例，服药后53例腹泻停止，大便恢复正常，平均2.1日治愈；6例大便减少，平均2.5日好转；4例无效。车前子可能由于其利尿作用及促进消化分泌增加而有助于本病治愈。

> 车前甘寒肾膀胱，利水清热明目亮，
> 泌尿结石高血压，肾炎水肿尿不畅，
> 结膜支气管肠炎，急性肝炎身发黄，
> 消化不良泻菌痢，转正胎位称奇方。

2. 治胎位不正方 孕妇在产前检查发现胎位异常者，待其妊娠28～32周时，试服车前子10克（烘干研末和水一次送服）。一周后复查，如未成功，隔一周再服1次，最多服3次，如无效即为失败。据68例观察，转正率达80%～90%。

【实验参考资料】 车前子有明显的利尿作用，同时也能增加尿素、氯化物、尿酸等的排泄量。车前子还有止咳祛痰和降压作用。

茵 陈

【附方】 治黄疸（阳黄）方：茵陈，黄柏，栀子，大黄，黄芩，甘草。水煎服。

> 茵陈苦辛凉入肝，胆经脾胃膀胱间，
> 清热利湿功能好，利胆退黄也可赞，
> 主治黄疸肝炎病，小便不利胆囊炎，
> 增进冠脉血流量，肝脏病损能改善。

【实验参考资料】 茵陈水煎剂经动物实验证明有促进胆汁分泌的作用。在胆汁分泌的同时，也增加了胆汁中胆酸和胆红素的排出量。对大鼠四氯化碳引起的肝损伤，同样也有增加胆汁分泌的作用。茵陈浸剂给家兔口服有较明显的解热作用。但煎剂解热作用较弱，对肝脏实质病损有改善作用。其水浸剂及精制浸液均有降压作用。其水浸液和精制浓缩浸液及6，7－二甲氧基香豆精均对犬表现利尿作用。其挥发油对中毒性肝炎的家兔能使尿量增加，尿色由黄变清。水煎剂3克/千克对实验性动脉粥样硬化的家兔，给2～3周后可使血清胆甾醇及β－脂蛋白下降，对主动脉弓的病变及内脏脂肠沉着均表现保护作用。其水煎剂于试管内有抗艾氏腹水癌的作用，对接种艾氏腹水癌的小鼠，仅初期有效；对肝炎病毒有抑制作用。其挥发油在试管内对金黄色葡萄球菌有明显抑制作用，对痢疾杆菌、溶血性链球菌、肺炎双球菌、白喉杆菌、牛型及人型结核杆菌等也有一定的抑制作用，又能抑制皮肤病原性真菌的生长，其抗菌有效成分为茵陈炔酮。

薏苡仁

【附方】 治肠痈方：薏苡仁，败酱草，木香，白花蛇舌草，大黄，陈皮，甘草。水煎服。

薏仁入脾肺肾经，甘淡微寒健脾灵，利湿除痹能补肺，清热排脓治肺痈，阑尾肠炎并腹泻，白带胃癌与宫颈，绒毛上皮癌脚气，湿痹拘挛和水肿。

【实验参考资料】 薏苡仁酯有抑制艾氏腹水癌细胞的作用。病理切片证明，薏苡仁煎剂对癌细胞也有抑制作用。其油试用于体内及体外蛙肌，证明能减少肌肉挛缩，并缩短其疲劳曲线。其油及碳数在 12 以上的脂肪酸，使血清钙、血糖量下降，对小鼠、大鼠有解热镇静和镇痛作用。

防 己

【附方】 治关节肿痛方：防己，薏苡仁，当归，赤芍，川断，桑寄生，羌活。水煎服。

防己苦辛入膀胱，性寒利水祛风良，除湿行气善止痛，主治水肿小便障，风湿关节炎痛肿，高血压病毒蛇伤，肿瘤原虫菌皆抗，艾氏腹水肝癌尝。

【实验参考资料】 用小鼠热板法测得汉防己总碱及汉防己甲素、汉防己乙素、汉防己丙素均有镇痛作用。总碱的作用最强，其有效剂量为 50 毫克/千克，半数致死量则为 241～251 毫克/千克体重。汉防己丙素镇痛作用较汉防己甲素、汉防己乙素为强，但毒性也较大，故无实用价值。汉防己甲素的作用强于汉防己乙素，其有效剂量大于吗啡的 10～20 倍。汉防己甲素有显著的降压作用，3～6 毫克/千克可使血压下降 50%～60% 达 1 小时以上，静脉注射、肌内注射或口服均有作用。降压时心收缩力仅有短暂的削弱，心率及传导无显著变化。汉防己在试管中有抗痢疾杆菌、真菌的作用。汉防己甲素在体外及体内（小鼠盲肠法）均有抑制或杀灭溶组织阿米巴的作用。汉防己甲素 1:4 000 时在体外可杀癌细胞，30～50 毫克/千克腹腔注射或 100 毫克/千克皮下注射（半数致死量为 950 毫克/千克），可抑制小鼠艾氏腹水癌细胞及大鼠腹水肝癌细胞。

木 通

【附方】 治肾炎小便涩痛方：木通，瞿麦，大黄，滑石，栀子，萹蓄，甘草。水煎服。

【实验参考资料】 家兔在严密进水量的情况下，每日灌服木通酊剂（用时蒸去乙醇加水稀释过滤）0.5克/千克，连服5日，有显著利尿作用，灰分则无利尿作用。煎剂对痢疾杆菌、伤寒杆菌、固紫染色阳性杆菌、革兰阳性菌均有抑制作用。水浸剂及煎剂对多种致病真菌有不同程度的抑制作用。木通配合双氢克尿塞利尿效果良好，因为双氢克尿塞通过排钾达到利尿，而木通中含有大量钾，足以补充双氢克尿塞所排出的钾离子，保持电解质的平衡。

> 木通苦寒入小肠，又入心肺与膀胱，
> 通经下乳并镇痛，泌尿感染用之当，
> 小便不利风湿痛，月经不调崩带方，
> 能抑痢疾伤寒菌，致病真菌功力张。

萹　蓄

【附方】 治白浊小便涩痛方：萹蓄，瞿麦，泽泻，白茅根。水煎服。

【实验参考资料】 萹蓄，有明显的利尿作用；有驱蛔虫作用和缓下作用；对葡萄球菌、福氏痢疾杆菌、绿脓杆菌、皮肤真菌均有抑制作用。

> 萹蓄苦寒入膀胱，清热利尿杀虫良，
> 泌尿感染又排石，肾炎黄疸痢疾康，
> 蛔蛲虫病白带淋，可医阴蚀疥癣痒，
> 能抑葡球福氏痢，绿脓真菌也难当。

瞿　麦

【附方】 治食管癌、直肠癌方：瞿麦干根24～30克（鲜品用30～60克），研末撒于直肠癌肿瘤创面；或将鲜根用米泔水洗净，水煎，每日分2次服。

> 瞿麦苦寒入心肾，小肠膀胱清热淋，
> 破血通经止血好，泌尿感染结石顺，
> 溲涩尿血月经闭，肿瘤湿疹水肿渗，
> 兴奋肠管降血压，又抑球菌和杆菌。

【实验参考资料】 瞿麦水煎剂口服，有显著的利尿作用，并能增加氯化物的排出量。从体外、整体的动物实验中证明，瞿麦有兴奋肠管的作用，且能够降低血压、抑制心脏。瞿麦对金黄色葡萄球菌、大肠杆菌、伤寒杆菌、福氏痢疾杆菌、绿脓杆菌均有抑制作用。

金钱草

【附方】 治泌尿系统结石方：金钱草，海金沙，瞿麦。水煎服。另服用油炸核桃仁。

【实验参考资料】 口服金钱草煎

> 金钱草苦酸咸凉，能入肝胆肾膀胱，
> 清热解毒疗结石，活血散瘀又退黄，
> 肝胆泌尿结石病，胆囊炎和水肿胀，
> 跌打损伤毒蛇咬，毒草中毒烧烫伤。

剂，从十二指肠引流检查的结果来看，有利胆作用，可能是促进肝细胞的胆汁分泌，肝胆管内胆汁增多，内压增高，胆道括约肌松弛而利于胆汁排出，不是通过反射性胆囊收缩使胆汁排出。金钱草煎服 20 克（生药）/千克给大鼠灌胃，有显著的利尿作用，连续应用则利尿作用逐渐降低。在麻痹家兔的急性实验中，以 10 克（生药）/千克灌胃，也有明显的利尿作用。水煎剂对金黄色葡萄球菌有抑制作用。

海 金 沙

【附方】 治泌尿系统结石或感染方：海金沙，瞿麦，车前子，白茅根，玉米须。水煎服。

【实验参考资料】 海金沙对金黄色葡萄球菌、绿脓杆菌、福氏痢疾杆菌、伤寒杆菌均有抑制作用。

> 海金沙甘淡性寒，能入小肠州都官，
> 清热解毒善利尿，主治泌尿结石感，
> 肾咽肝肠各炎痈，疟腮感冒气管炎，
> 乳炎白带热血淋，带状疱疹湿疹干。

石 苇

【附方】

1. 治支气管哮喘方 石苇全草，每 30 克加水 1 升，煎成 300 毫升，趁热加入冰糖 30 克，分 3 次服。4 ～ 9 岁每日 15 克；10 ～ 15 岁每日 30 克；16 岁以上每日 45 克。3 日为 1 个疗程。

2. 治慢性肾炎及肾盂肾炎方 取有柄石苇叶 2 ～ 3 克，加水 0.5 ～ 1 升，每日 1 剂，水煎分 2 次服。

> 石苇善入膀胱肺。苦甘性凉利水对，
> 清热泻肺治脓痈，泌尿结石崩漏畏，
> 肾炎慢性气管炎，肺热咳嗽哮喘退，
> 咯吐衄血尿血证，增强抗病能力威。

【实验参考资料】 石苇水煎浓缩液及提取物经动物实验均有镇咳及祛痰作用。临床患者应用石苇水煎液后痰检资料：24 小时痰量逐渐减少，痰液变稀，容易咳出，从而改善了患者的呼吸功能，减轻了因继发感染对气管、支气管黏膜上皮的损害，增强了它的愈复能力。治疗后大单核细胞的数量有所增加，吞噬细胞的吞噬能力也增强。石苇对于因化学疗法及放射线疗法引起的白细胞下降，有使其升高的作用。石苇提取物在试管内对流感杆菌的抗菌作用极弱，但能增加抗体抗病能力，这可能与活跃网状内皮系统，促进局部细胞的吞噬能力有关。

赤 小 豆

【附方】

1. 治肝硬化腹水方：赤小豆 500 克，活鲤鱼 1 条（重 500 克以上）。将二味同放锅内，加水 2～3 升，清炖至赤小豆烂透为止。将赤小豆、鱼和汤分数次服下。每日或隔日 1 剂。连续服用，以愈为止。

> 赤小豆入心小肠，甘酸性平利尿良，
> 排脓消肿清湿热，善治水肿黄疸瘰，
> 硬化腹水腮腺炎，痈肿疮疡肾炎康。

2. 治流行性腮腺炎方　赤小豆 50～70 粒研成细粉，和入温水、鸡蛋清或蜜调成稀糊状，摊在布上敷患处。一般一次即能消肿。

3. 治慢性肾炎方　赤小豆、红皮花生仁各 90 克，红糖 60 克，大枣 20 枚（核打碎）。共煮熟，每日吃 1 次。最好早餐前吃，连吃 3～5 个月。适用于尿化验常有红细胞及管型的慢性肾炎，尿蛋白多者也可服，但疗效不及前者显著。

【实验参考资料】　20% 煎剂对金黄色葡萄球菌、痢疾杆菌、伤寒杆菌等有抑制作用。

玉 米 须

【附方】　利尿消肿方：玉米须 30～50 克，水煎代茶饮。

> 玉米须甘淡性平，利尿平肝利胆灵，
> 主治急慢肾脏炎，急慢肝炎和乳痈，
> 尿路胆道炎结石，高血压和糖尿病，
> 鼻渊水肿溲不利，习惯流产吐衄红。

【实验参考资料】　玉米须水煎剂给麻醉犬灌胃或静脉注射，有显著降压作用，并可维持约 5 小时，无明显快速耐受现象。玉米须对人有中等的利尿作用，与咖啡碱并用，可增强并延长其利尿作用。水煎剂小量略兴奋心脏，大量抑制之。此外，玉米须还有加速血液凝固及利胆作用。其发酵制剂对家兔有显著降低血糖作用。

十五、祛风湿药

羌　活

【附方】　治风寒感冒方：羌活，防风，细辛，苍术，川芎，黄芩，生地，白芷，甘草，大葱，生姜。水煎服。

【实验参考资料】　羌活挥发油对布鲁杆菌、皮肤真菌均有抑制作用。

> 羌活入肾膀胱经，辛苦性温能祛风，
> 胜湿解表止痛药，感冒风寒发热平，
> 头痛无汗风湿痹，关节疼痛破伤风，
> 皮肤瘙痒荨麻疹，青光眼和痈疮疔。

独　活

【附方】　治骨痹方：独活，羌活，当归，川断，寄生，防风，细辛，川芎。水煎服。

【实验参考资料】　经动物实验有镇痛、抗关节炎作用，有扩张血管、降低血压，同时有兴奋中枢作用。

> 独活入肾与膀胱，辛苦性温风湿扬，
> 散寒止痛治湿痹，腰膝酸痛感冒攘，
> 风寒头痛痛疮肿，抗炎镇静血压降。

五 加 皮

【附方】　治风湿性关节痛方：五加皮，当归，川芎，赤芍，豨莶草，寻骨风。水煎服。

【实验参考资料】　五加皮能抑制动物踝关节肿胀，有抗关节炎的作用，

> 五加皮辛甘性温，强筋壮骨入肝肾，
> 祛风除湿活血瘀，风湿关节此药珍，
> 半身不遂腰腿痛，阳痿水肿跌伤损，
> 消渴小儿行迟用，扶正抗癌立功勋。

并有镇痛作用，能增强机体对疾病的抵抗力，对放射性损伤有保护作用，当给予小鼠以环己磷酸盐，并给予五加根之醇提取液7日，给药组较对照组的存活时间及存活数皆有增加。本品有抗利尿作用，对性腺、肾上腺内分泌有兴奋作用。以小鼠走升网为活动指标，五加皮对其有兴奋作用，且对小鼠有显著的抗催眠作用，还有调整血压的作用。五加皮对于高血压或低血压的患者，都有使其血压正常的趋向；其未脱脂制剂使动物心跳减慢，其脱脂制剂使动物心跳减弱。本品对大鼠能加速体内糖原的形成，或有降血糖的作用，

可治疗轻中型糖尿病。而五加根之提取物能降低人的食物性高血糖。五加皮有降低血管通透性的作用。其根或根茎之醇提取物加入饮水中能抑制大鼠之瓦克癌瘤的转移性扩散。本品有杀死丝虫的作用，其适量浓度可使体外的兔小肠及兔子宫呈兴奋作用。

秦 艽

【附方】 治肺结核潮热，骨蒸盗汗，咳嗽方：秦艽，鳖甲，柴胡，青蒿，地骨皮，当归，知母，乌梅，百部，牡蛎。水煎服。

> 秦艽能入胃胆肝，辛苦性平风湿缠，
> 退热黄疸关节痛，头痛牙痛筋骨宁，
> 神经疼痛骨蒸热，抑制炭疽金葡癣，
> 副伤寒菌志贺痢，减慢心率降压暂。

【实验参考资料】 秦艽对炭疽杆菌、金黄色葡萄球菌、副伤寒杆菌、志贺痢疾杆菌、堇色毛癣菌等均有不同程度的抑制作用。秦艽碱钾能减轻大鼠因注射甲醛或血清蛋白而产生的关节肿，其抗风湿作用和可的松相似，有一定的抗过敏性休克及抗组胺作用，还能使毛细血管通透性明显降低。秦艽对大鼠实验性发热，小剂量时有生微热作用，较大剂量时有解热作用。其生物碱能增强戊巴比妥钠对小鼠及大鼠的催眠作用，但其本身的催眠作用并不明显。秦艽碱甲小剂量对小鼠和大鼠有镇静作用；较大剂量时则对小鼠有兴奋中枢作用，又有升高动物血糖的作用，使肝糖原明显下降；对麻醉犬及兔有明显而短时的降压作用，并使心跳频率减慢。

豨莶草

【附方】 治产后高血压方：豨莶草，当归，川芎，赤芍，生地，桑寄生，菊花，黄芪。水煎服。

> 豨莶入肝脾肾经，苦寒通络风湿宁，
> 降压主治风湿痛，腰膝无力麻木证，
> 偏瘫黄疸高血压，神经衰弱疖疮疔。

【实验参考资料】 毛梗豨莶与海州常山，以1:2混合之水煎剂10克/千克给予大鼠，对鸡蛋清性关节肿胀有抑制作用，但单用本品则无明显抑制作用。豨莶的水浸液（乙醇—水浸出液和30%乙醇浸出液），有降低麻醉动物血压的作用。

桑 枝（附：桑葚）

【附方】 治湿热病后遗关节痛方：桑枝，黄芩，金银花，蒲公英，地龙。水煎服。

> 桑枝苦平入肝经，祛风清热经络通，
> 风湿关节炎能治，诸般痹痛亦奏功，
> 降压养发功效好，桑葚甘酸是凉性，
> 滋补肝肾又养血，耳聋目昏乌发生。

【实验参考资料】 桑枝皮有显著

的降压作用，其浸出液对家兔及绵羊皆有显著养毛效果。

桑 白 皮

【附方】 治糖尿病口渴、汗出乏力方：桑白皮，杞果，黄芪，知母，人参，麦冬。水煎服。

> 桑皮苦寒入肺脾，清肺平喘把水驱，
> 主治肺热咳嗽喘，面目浮肿溲不利，
> 高血压和糖尿病，跌打损伤骨折宜，
> 试能扩张兔血管，缝合伤口可代丝。

【实验参考资料】 桑白皮煎剂口服，能扩张兔耳血管。在犬身上实验初步证明，桑白皮线缝合创口无需拆线，并能被肌肉组织吸收，但需进一步研究。

乌 梢 蛇

【附方】

> 乌蛇甘咸温性平，入肺脾肝祛风病，
> 通络攻毒定惊痉，善治风湿关节痛，
> 骨结核和瘰疬证，四肢麻木顽癣净，
> 小儿麻痹和瘫痪，麻风破伤白癜风。

1. 治骨结核方　乌梢蛇（去头、皮、内脏）焙干研粉，装入 00 号胶囊备用。第 1 周早晚各服 2 个胶囊；第 2 周早中晚各服 2 个；第 3 周早晚各服 3 个，中午 2 个；第 4 周早中晚各服 3 个；第 5 周早中晚各服 4 个。

2. 治干湿癣方　乌梢蛇（酒浸去皮骨、炙）30 克，干荷叶 15 克，枳壳（去瓤、麸炒）0.9 克。上三味共为细末，每服 1 克，空腹蜜酒调服，早晚各 1 次。

3. 治破伤风方　乌梢蛇（项后取）、白花蛇各 2 寸（约 6.7 厘米，项后取，先酒浸，去骨并酒炙），蜈蚣 1 条（全者）。共为细面，每服 1 ~ 3 克，煎酒小沸调服。

4. 治紫白癜风方　乌梢蛇肉（酒炙）180 克，枳壳（麸炒）、牛膝、天麻各 60 克，熟地 120 克，炒白蒺藜、五加皮、防风、桂心各 60 克。全药切片，以绢袋盛，放于 2 升酒中浸之，密封 7 日，每次温服一小盏。忌鸡、鹅、鱼、肉发物。

白 鲜 皮

【附方】 治头皮白癣瘙痒、有鳞屑、脱发方：百部、白鲜皮各 10 克，75% 乙醇 200 毫升，浸 5 日后外涂。

> 鲜皮苦寒入脾胃，祛风除湿解毒贵，
> 皮肤瘙痒荨麻疹，湿疹清癣疥疮退，
> 急慢肝炎并黄疸，风湿关节炎必备，
> 外治淋巴结炎病，致病真菌遇之溃。

【实验参考资料】 体外实验白鲜

皮的 1:4 水浸剂，对多种致病真菌如堇色毛癣菌、同心性毛癣菌均有不同程度的抑制作用。白鲜皮减少量对体外蛙心有兴奋作用，可使心肌张力增加，每分钟输出量及搏出量均增多，对体外兔耳血管有明显收缩作用，对家兔和豚鼠子宫平滑肌有强力收缩作用，白鲜皮根皮煎剂，给发热（温刺法）之家兔口服，能使其体温下降。

寻 骨 风

【附方】

1. 治胃痛方　寻骨风根 10 克，水煎服，或将生药放口内嚼烂，吞服。每日 1 剂，服至痊愈。曾治疗各种胃痛 400 多例，效果尚可。

2. 治钩蚴皮炎方　寻骨风 15 ~ 30 克，加水 300 毫升，煎至 200 毫升，稍凉后用纱布蘸洗患处。一般初起者洗擦 1 次即退，较重者经治 1 ~ 2 次也可退肿止痒。

【实验参考资料】　寻骨风生物碱对大鼠甲醛性或蛋清性关节炎有较好的止痛消肿、改善关节功能的作用。全草的粉末混合于饲料中喂食小鼠，对艾氏腹水癌和腹水总细胞数均有明显的抑制作用，对艾氏癌皮下瘤也有明显效果。煎剂内服也有效。

海 桐 皮

【附方】　治白疕方：海桐皮，白鲜皮，土槿皮，地肤子，蛇床子，苦参。水煎外擦，或用 25% 乙醇浸泡 7 日后擦患处。

【实验参考资料】　海桐皮所含生物碱对横纹肌有松弛作用，对中枢神经有镇静作用，与硫喷妥钠合用有协同作用。其毒性主要表现为心肌及心脏传导系统的抑制，大剂量使用可引起明显的心率紊乱及低血压。海桐皮水浸剂（1:3）在试管内对堇色毛癣菌、许兰黄癣菌、铁锈色小芽孢癣菌、腹股沟表皮癣菌等皮肤真菌均有不同程度的抑制作用。

石 南 藤

【附方】　治术后痛，骨折整复及胃肠肝胆部疼痛，慢性腰腿痛、关节炎诸痛方：取石南藤全株制成注射液，每毫升含生药（干品）5 克，肌内注射，每次 2 毫升。对以上各种疼痛均有效果，有效率为 92%，部分患者用药后有催眠镇静作用。

> 南藤辛温入肾肝，能祛风湿止痛顽，
> 强筋壮骨健腰膝，风湿痹痛扭伤瘀，
> 腰膝无力前经证，风寒感冒咳嗽喘。

【实验参考资料】 小鼠腹腔注射石南藤针剂（50 克生药/千克）20 分钟后出现显著的镇痛效果，并持续 1.5 小时，而作用强度不及哌替啶。用药后小鼠多安静、眼裂缩小，呈欲困状。

徐长卿

【附方】

1. 治急性腹痛方 如肠炎、胆道蛔虫、溃疡病、肠蛔虫、胆囊炎、胆石症及胆道手术综合征等所致：徐长卿制成 100% 注射液。每次 2 ~ 4 毫升，肌内注射。一般注射 5 ~ 10 分钟后即有镇痛作用，能持续 2 小时左右。以上诸病共治 47 例，有效 35 例，无效 12 例。

> 长卿辛温入肺肝，祛风胜湿止痛先，
> 解毒消肿通经络，风湿关节痛可选，
> 腰牙胃痛并痛经，蛇伤跌打心率减，
> 高血压病与诸疹，水肿肠痈与皮炎。

2. 治湿疹、荨麻疹、接触性皮炎、顽癣方 徐长卿 6 ~ 12 克。水煎服，也可外洗或制成注射剂、酊剂等应用。

【实验参考资料】 徐长卿对小鼠有镇痛作用，在给药 10 分钟后出现，1 小时后消失；有减慢正常心率的作用；能使小鼠心肌对铷（^{86}Rb）摄取量增加，从这一点来看，似有增加冠状动脉血流量、改善心肌代谢、缓解心脏缺血作用。这都初步说明了徐长卿还含有其他降压成分，需进一步研究。本品能显著地减少小鼠自发活动而有镇静作用。在试管内对痢疾杆菌，金黄色葡萄球菌有抑制作用。

老 鹳 草

【附方】 治关节疼痛方：老鹳草，羌活，当归，川芎，细辛，木瓜，寻骨风。水煎服。

> 老鹳草入肾脾肝，苦辛性平风湿散，
> 活血止痛又止泻，善治风湿关节炎，
> 跌损痢疾胃肠病，角膜炎症经乱安，
> 抑制金链肺卡菌，福氏流感病毒惨。

【实验参考资料】 全草煎剂对金黄色葡萄球菌、乙型链球菌、肺炎双球菌、卡他球菌、福氏痢疾杆菌均有较明显的抑制作用，对亚洲甲型流感病毒京科 68 - 1 株、副流感 1 型仙台株病毒均有较显著抑制作用。老鹳草的叶及茎的效果较其根部为高。煎剂去鞣质后，其抑菌效果减弱，但抑制病毒的效果不受影响。煎剂实验于家兔证明，在一定剂量下能抑制肠蠕动，而有止泻作用，如量大反而有泻下作用。

伸 筋 草

【附方】 治静脉炎疼痛方：伸筋草，荆芥，透骨草，制没药。水煎，外洗。

伸筋草甘微苦平，能入肝脾肾经行，
祛风除湿舒经络，主治筋骨风湿病，
急性肝炎跌扭伤，目赤肿痛痢菌平。

【实验参考资料】 对福氏痢疾杆菌、宋内痢疾杆菌高度敏感，对志贺痢疾杆菌中度敏感。

十六、温里药

附　子

【附方】　治心痛方：附子，肉桂，荜茇。水煎服。

【实验参考资料】　附子能兴奋迷走神经中枢，而有强心作用。强心成分能耐高温久煎，可能是钙起作用，而不是生物碱部分。附子冷浸液对体外蟾蜍心脏的作用可因温度不同而产生不同的作用，在18℃以上的环境中，附子所含乌头碱的毒性作用占优势，先出现振幅增大、频率增加，后则产生心传导阻滞，使心搏停止；在12℃以下的环境中，其强心作用占优势，故呈持续强心作用。这一结果也部分说明，临床上阳证（热证）用附子易于中毒，而阴证（寒证）则不易中毒的道理，也对服用附子后不宜入浴、入暖室及饮酒等说法提供部分实验证明。乌头碱对小鼠有镇痛作用。乌头碱及次乌头碱均有局麻作用。对动物甲醛性和蛋清性关节炎有明显的消炎退肿作用。

> 附子辛热有大毒，心脾肾经均可入，
> 回阳救逆善温中，散寒燥湿虚脱固，
> 四肢厥冷出虚汗，心腹冷痛吐泻注，
> 风寒湿痹肾水肿，阴疽心衰脉微服。

肉　桂

【附方】　治支气管哮喘方：肉桂粉1克，加入无水乙醇10毫升，静置10小时取上清液0.15～0.3毫升，加2%普鲁卡因至2毫升混匀，注入两侧肺俞穴，每穴1毫升。治疗21例，除1例无效、1例症状减轻外，其余均收到控制哮喘发作的效果。但哮喘合并进展期肺结核或心脏功能代偿不全及高度衰弱者，均忌用。

> 肉桂大热辛甘味，入肝脾肾膀胱会，
> 温中补阳散寒痛，胃腹腰膝冷痛随，
> 肾阳不足寒泻疝，肢冷虚脱脉象微，
> 肺寒咳嗽水肿消，经闭癥瘕功效倍。

【实验参考资料】　用附子、肉桂复方对肾上腺皮质性高血压大鼠（灼伤1侧肾上腺所形成之横型）有降压作用，对肾性高血压大鼠（8字形结扎肾脏所形成之横型）则无作用。此作用可能是附子、肉桂促进功能降低了肾上腺活动，使之趋向正常所致。桂皮油对胃肠有缓和的刺激作用，能增强消化功能，排除消化道内积气，缓解胃肠痉挛性疼痛。有中枢性及末梢性扩张血管的作用，能增强血液循环。肉桂中含的桂皮醛对小鼠有明显的镇静作用，表现为自发活动减少，对抗甲基苯丙胺所产生的过多活动，转棒实验产生的运动失调及延长环己巴比妥钠的麻醉时间。应用小鼠压尾刺激或腹腔注射醋酸观察扭体运动的方法证明它有镇痛作用。对小鼠正常体温及用伤寒、副伤寒混合疫苗引起的人工发热均有降温作用。对温刺激引起发热的家兔，桂皮醛及肉桂酸钠都有解热作用。桂皮油有强大的杀菌作用，对革兰阳性菌的效果比革兰阴性菌好。有明显的杀真菌作用。

吴 茱 萸

【附方】

1. 治高血压方　吴茱萸适量研末。每晚用醋调敷两脚心，次日晨去掉。

> 吴萸辛苦热微毒，肝肾脾胃肾经输，
> 温中散寒止呕痛，燥湿舒肝制酸主，
> 胃腹冷痛泛酸嗳，腹泻蛲虫恶心吐，
> 外用善治高血压，湿疹干撒或油涂。

2. 治湿疹方　吴茱萸适量研细，流水者干撒；无水者用蓖麻油或猪板油（化开）与药粉调成糊状，外擦患处即可。

【实验参考资料】　吴茱萸提取液对兔齿髓电刺激引起的疼痛，有镇痛作用。煎剂对霍乱弧菌有较强的作用。本品醇提取液能升高正常家兔体温，增强四氢 β - 萘胺的作用。对猪蛔、蚯蚓及水蛭有显著的杀伤作用。水浸液 10% 在试管内对絮状表皮癣菌有抑制作用。1:3 水浸剂对奥杜益氏小芽孢癣菌等 11 种皮肤真菌有不同程度的抑制作用。

川　　椒

【附方】

1. 治胃腹冷痛方　花椒、干姜各 6 克，党参 12 克。水煎后去渣，加入饴糖少许温服。

> 川椒辛温有小毒，脾胃肺肾四经注，
> 温中止痛杀虫好，能使胃腹冷痛住，
> 呕吐泄泻血吸虫，蛔虫丝虫食积除，
> 外治牙痛阴痒疥，脂溢皮炎可外敷。

2. 治蛔虫性肠梗阻方　花椒 9 ~ 12 克，生麻油 90 ~ 120 克，均置于锅中煎熬，至花椒微焦为止，捞去花椒。待花椒油微温 1 次服完。如梗阻时间过长，中毒症状明显，有肠坏死或有阑尾蛔虫可能者，则不宜服用。

3. 治中早期血吸虫病方　花椒去椒目及芽质，小火微炒约 10 分钟，研面装入胶囊，每粒含药 0.4 克。成人每日 5 克（儿童酌减）分 3 次服。20 ~

25 日为 1 个疗程。

4. 治丝虫病方　花椒用小火炒焦或在烤箱内烤焦（不可炭化），研粉装入胶囊内。每服 3 克，每日 1 次。6 日为 1 个疗程。也可按病情增加药量和疗程。

5. 治蛲虫病方　花椒 30 克，加水 1 千克，煮沸 40～50 分钟，过滤。取微温滤液 25～30 毫升保留灌肠，每日 1 次，连续 3～4 次。治疗 103 例小儿蛲虫病患者，临床症状均消失，粪检 3 次虫卵皆为阴性。

6. 治腹痛（溃疡痛、肠痉挛、胆绞痛）、肝区痛、腰痛、头痛方　花椒制成 50% 的注射液。痛时肌内注射或穴位注射，每次 2 毫升。注射后一般 10～15 分钟疼痛缓解，可持续 2～4 小时。

7. 表皮麻醉方　花椒 30 克，蟾酥 0.016 7 克，75% 乙醇 100 毫升。选择大而成熟的花椒，压碎置于乙醇中浸泡 36 小时（经常振摇），取上清液加研细的蟾酥末，再浸 24 小时，取棕红色上层清液，密封备用。用棉球蘸药液，涂于手术部位或塞入鼻腔手术处，5 分钟后，当刺激无痛觉时即可手术。

8. 回乳方　花椒 10～15 克，加水 400～500 毫升浸泡后煎煮浓缩成 250 毫升，然后加入红糖 30～60 克，于断奶当天趁热 1 次服下，每日 1 次，2～3 次即可回乳。一般于服药后 6 小时乳汁即显著减少，第 2 天乳胀消失或胀痛缓解。

高 良 姜

【附方】　治胃脘寒痛方：高良姜、荜茇、丁香。水煎服。

【实验参考资料】　高良姜煎液（100%）对炭疽杆菌、α - 溶血性链球菌、β - 溶血性链球菌、白喉及类白喉杆菌、肺炎球菌、葡萄球菌、枯草杆菌等皆有不同程度的抗菌作用（琼脂平板挖沟法）。在试管内对人型结核杆菌略有抑制作用，但效力不及黄连等。

> 良姜辛温入脾胃，温胃散寒痛呕退，
> 主治胃腹冷痛泻，急性胃肠炎反胃，
> 外用能治汗斑病，炭疽溶血链球毁，
> 白喉肺炎金葡菌，枯草诸菌遇之溃。

小 茴 香

【附方】

1. 治嵌闭性小肠疝方　小茴香 10～15 克（小儿酌减）。用开水冲汤，乘热顿服。如 15～30 分钟后尚未见

> 小茴辛温气芳香，脾胃肝肾入膀胱，
> 温肾和胃能止痛，治胃寒痛疝痛良，
> 少腹冷痛痛经病，睾丸鞘膜积液恙，
> 肾虚腰痛血吸虫，呕吐胀气孕忌尝。

效,同量再服 1 次。或成人每次 3 ~ 6 克,小儿每次 0.15 克左右,用开水冲服,间隔 10 分钟后同量再服 1 次。服后仰卧约 40 分钟,下肢并拢,膝关节半屈曲。一般半小时左右可见嵌顿内容物自行复位,疼痛消失。若 1 小时左右仍不见嵌顿缓解,须立即考虑手术。

2. 治鞘膜积液和阴囊象皮肿方 小茴香 15 克,同食盐 4.5 克炒焦,研细打入青壳鸭蛋 1 ~ 2 只,煎为饼。临睡前用温米酒送服。连服 4 日为 1 个疗程,间隔 2 ~ 5 日再服第 2 个疗程。如有必要可继续服数疗程。64 例中经 1 ~ 6 个疗程治疗,治愈 59 例,好转 1 例,无效 1 例。阴囊象皮肿患者,多数经 4 个疗程始能见效。除阴囊坚硬如石者外,一般疗效尚佳,且无不良反应。

【实验参考资料】 小茴香油可作驱风剂,在腹气胀时排出气体,减轻疼痛。它能降低胃的张力,随后又刺激之,使其蠕动正常化。缩短排空时间。对肠则增进张力及蠕动,因而促进气体的排出。有时在兴奋后蠕动又降低,因而有助于缓解痉挛,减轻疼痛。此种作用可被局部麻醉药取消,因此可能是神经反射性的。

八角茴香

【附方】 治疝气方:小茴香,八角茴香,川楝子,木香,橘核,枸橘。水煎服。

> 大茴辛温入脾肾,温中理气止痛神,
> 主治中寒呕吐病,腹胀腹痛疝痛呻,
> 强抑金葡肺炎菌,白喉杆菌和真菌,
> 大肠痢疾副伤寒,伤寒霍乱弧菌损。

【实验参考资料】 本品乙醇提取物对金黄色葡萄球菌、肺炎球菌、白喉杆菌、枯草杆菌、大肠杆菌、痢疾杆菌、副伤寒杆菌、霍乱弧菌及常见致病性皮肤真菌均有较强的抑制作用。

丁 香

【附方】 治头癣方:丁香、肉桂各 10 克,用 75% 乙醇 100 毫升浸泡后外擦,每日 2 ~ 3 次。

> 丁香辛苦温入肺,脾肾胃经入之贵,
> 温中降逆能暖肾,善治呃逆与反胃,
> 胃痛泄泻疼癣证,疝气癣疾和阳痿,
> 杀蛔抑菌抗结核,布氏杆菌真菌畏。

【实验参考资料】 丁香油和其煎剂对猪、犬的蛔虫均有驱除作用。油的效力更大,对于犬的钩虫病,也有一定疗效。在体外水煎剂、乙醇浸剂和乙醚提取物均有麻痹或杀死猪蛔虫的作用。含有 1% 浓度的丁香乙醚浸出液、水浸液或含 8% 浓度的丁香煎剂(河伯培养基),对许兰黄癣菌、白假丝酵母菌等多种致病性真菌均有抑制作用，较高浓度时对新型隐球菌也有抑制作用。醇浸出液与醚浸出液相似，但水浸液较差。丁香酚及油在1:8 000～1:6 000时，对致病性真菌有抑制作用。煎剂在 1:20～1:640 浓度时，对葡萄球菌、链球菌、白喉杆菌、变形杆菌、绿脓杆菌、大肠杆菌、痢疾杆菌、伤寒杆菌等均有抑制作用。丁香油和酚在1:2 000～1:8 000 浓度时，对金黄色葡萄球菌和肺炎杆菌、志贺痢疾杆菌、大肠杆菌、变形杆菌、结核杆菌等均有抑制作用。丁香对流感病毒 PR_8 株也有抑制作用。

荜 茇

【附方】 治牙痛方：荜茇，白芷，细辛，黄柏，柴胡。水煎服。

【实验参考资料】 荜茇中提取之桂油，对白色葡萄球菌及金黄色葡萄球菌、枯草杆菌、蜡样芽孢杆菌、大肠杆菌、痢疾杆菌均有抑制作用。

> 荜茇辛热入大肠，脾胃三经是本乡，
> 温中散寒止痛吐，善治心胃腹痛良，
> 呕酸腹泻头痛证，副鼻窦炎齿痛康，
> 抑制二色葡球菌，枯芽肠痢杆菌伤。

艾 叶

【附方】 治手足癣方：艾叶，苦参，白鲜皮，白及。水煎，外洗。

【实验参考资料】 艾叶挥发油对皮肤有轻度刺激性，可引起发热、潮红等。口服 2～3 克可增进食欲，大量则引起胃肠急性炎症。临床及实验都证明艾叶油有明显的平喘、镇咳、祛痰

> 艾叶苦辛温入肝，脾肾三经除湿寒，
> 温经止血治痛经，子宫出血防流产，
> 心腹冷痛转筋泻，湿疹瘙痒胎不安，
> 抑制溶血链球菌，皮肤真菌治效验。

及消炎作用。煎服可兴奋家兔体外子宫产生强直性收缩。水煎剂在试管内对金黄色葡萄球菌、甲型溶血性链球菌、肺炎双球菌、乙型溶血性链球菌、白喉杆菌、宋内痢疾杆菌、伤寒杆菌、副伤寒杆菌、炭疽杆菌、枯草杆菌、霍乱弧菌等都有不同程度的抑制作用。水煎剂及浸剂对常见致病性皮肤真菌有抑制作用。口服后很快由小肠黏膜吸收而达肝脏，随血液循环而扩至全身，1 小时内即可在尿内发现艾的成分，大部分储于体内，由小便逐渐排出，或经氧化结合而破坏。以野艾叶、艾条或艾绒烟熏，可用于室内消毒；与苍术或石菖蒲及雄黄、白芷等混合烟熏，对金黄色葡萄球菌、乙型溶血性链球菌、大肠杆菌、变形杆菌、白喉杆菌、伤寒杆菌、副伤寒杆菌、绿脓杆菌、枯草杆菌、产碱杆菌和结核杆菌（人型 H37 PV）均有杀灭或抑制作用。以小野艾叶烟熏，对于多种致病真菌有抑制作用。艾条烟熏尚能减少烧伤创面

的细菌。豚鼠结核经艾灸，疾病进展缓慢，病变转轻，尤以病程后期更明显，此外还能增强网状内皮细胞的吞噬反应。

十七、理气药

陈 皮 （附：橘核、橘络）

【附方】 治早期乳痈方：陈皮30克。水煎服。

> 陈皮辛苦温脾肺，理气健脾湿痰退，
> 胃腹胀满呕吐呃，咳嗽痰多喘息备，
> 橘核苦平理气痛，乳炎睾丸疝痛配，
> 其络通络能化痰，咳嗽痰多胸痛慰。

【实验参考资料】 陈皮煎剂及醇提取液对于体外和体内蛙心均有兴奋作用，剂量过大反而有抑制现象出现。给蟾蜍全身血管灌流时，发现有血管收缩，流率减缓的现象。静脉注射于犬及兔，可见血压迅速上升，经反复用药也无耐受性产生。橙皮苷有降胆固醇的作用，对于麻醉犬的胃运动和兔活体胃运动，均有抑制现象；能使犬的肾容量减小，肾血管收缩而有排尿作用。用氯乙烷喷射法在兔耳部造成人工冻伤可因投给橙皮苷50毫升/千克（将橙皮苷的结晶混合于少量饲料中，分两次食尽），而减轻冻伤症状。广陈皮在试管内能抑制葡萄球菌、卡他奈氏菌、溶血性嗜血杆菌的生长。陈皮与小叶榕的合剂在试管内也有抑菌作用。

枳 壳

【附方】 治胃下垂方：枳壳15～30克，黄芪15克，白术12克，陈皮10克，升麻10克，柴胡10克，当归15克，党参15克，砂仁6克，肉桂5～10克，广木香3克。水煎，早晚各服1次。

> 枳壳苦酸性微寒，能入脾胃消积痰，
> 破气消痞治脱垂，胃与子宫肛脱还，
> 食滞痰滞腹胀痛，胸腹胀满胸痞安，
> 消化不良食欲呕，实同力猛壳效缓。

【实验参考资料】 酸橙煎剂对家兔体外和体内子宫有显著的兴奋作用，能使子宫收缩有力，紧张度增加，甚至出现强直性收缩。胃瘘慢性实验和肠瘘慢性实验证明，对机体完整的胃肠运动具有一定的兴奋作用，能使胃肠运动收缩节律增强而有力。枳壳煎剂、酊剂及流浸膏对麻醉犬有升高血压、缩小胃容积的作用，同时有短暂抑尿现象。

香 附 子

【附方】 治月经不调、气滞腹痛方：香附子，当归，川芎，赤芍，首乌，红花，玄胡。水煎服。

> 香附微苦辛甘平，能入肝与三焦经，
> 理气解郁调经痛，主治胸膈痞闷症，
> 肝胃不和胁腹胀，月经不调痛经崩。

【实验参考资料】 5%香附子流浸膏能抑制豚鼠、家兔、猫、犬等体外已孕、未孕子宫的收缩，对子宫肌张力的弛缓作用，与当归流浸膏相似，但效力较弱。香附所含的油有微弱的雌激素作用。用小鼠电盘刺激法，香附子20%提取物（0.5毫升/20克体重）皮下注射，能明显提高小鼠痛阈。块根有抗菌作用，其提取物对某些真菌有抑制作用。

木 香

【附方】 治消化不良胃痛腹胀方：木香，砂仁，党参，白术，茯苓，枳壳，半夏，甘草。水煎服。

> 木香辛苦温入肺，肝脾大肠膀胱会，
> 行气止痛温胃好，胸腹胀痛呕吐秽，
> 里急后重痢疾病，泻疝降压解痉贵。

【实验参考资料】 从云木香根油中分离出来的内酯油及二氢木香内酯对支气管平滑肌和小肠平滑肌均有较好的解痉作用，对组胺及乙酰胆碱引起的豚鼠支气管痉挛，也有不同程度的保护作用。本品煎剂能引起犬呕吐，而用同等剂量的提取液则不致呕吐，其催呕成分非降压成分。云木香水煎剂在试管内，对副伤寒杆菌甲有轻微抑制作用。对某些致病真菌有抑制作用，但对新型隐性球菌则无明显抑制作用。体外实验对阴道滴虫也有微弱的抑制作用。

乌 药

【附方】 治气滞腹痛方：乌药，人参，檀香，大白，沉香。水煎服。

> 乌药辛温入脾肺，肾与膀胱四经归，
> 顺气开郁散寒痛，心胃气痛痛经畏，
> 疝痛吐泻腹痛胀，风湿疼痛尿频秽，
> 跌打损伤外出血，球菌杆菌用之危。

【实验参考资料】 本品对金黄色葡萄球菌、甲型溶血性链球菌、伤寒杆菌、变形杆菌、绿脓杆菌、大肠杆菌均有抑制作用。其所含挥发油内服时，有兴奋大脑皮质的作用，并有促进呼吸、兴奋心肌、加速血循环、升高血压及发汗的作用。其挥发油局部涂用时可使局部血管扩张、血循环加速，缓和肌肉痉挛性疼痛。

薤　白

【附方】　治胸痹方：薤白，栝楼，当归，川芎，赤芍，玄胡，三七。水煎服。

【实验参考资料】　薤白水煎剂对痢疾杆菌、溶血性金黄色葡萄球菌有抑制作用。

> 薤白辛苦温入胃，循进大肠又归肺，
> 温中通阳理气结，主治胸心痛闷慰，
> 胁肋刺痛咳嗽痛，支气管炎胃炎配，
> 抑制溶血葡球菌，痢疾杆菌功效伟。

川　楝　子

【附方】　治胃肠气滞痛方：川楝子，小茴香，玄胡，木香，甘草。水煎服。

【实验参考资料】　川楝子对金黄色葡萄球菌有抑制作用。川楝子含苦味素，对铁锈色小芽孢癣菌有抑制作用，但浓度须在20%以上。川楝素能使虫体自发活动加强，出现间歇性剧烈收缩，造成能量供不应求，使虫体失掉附着能力而排出体外。川楝素对胃有一些刺激性，故十二指肠溃疡病患者不宜服用。

> 川楝苦寒有小毒，肝胃二肠四经主，
> 清利湿热理气痛，杀虫功能胃痛伍，
> 虫积腹痛疝痛疾，胸胁疼痛痛经住，
> 抑制溶血金葡菌，其皮杀虫功效固。

甘　松

【附方】　治胃脘痛方：甘松，苍术，陈皮，川厚朴，甘草。水煎服。

【实验参考资料】　甘松对蛙、兔有镇静作用。宽叶甘松之挥发性物质，亦有相似的镇静作用，并具有一定的安定作用。其有机溶媒提取物对小鼠、大鼠、猫口服或腹腔注射，可引起镇静、升压。以乙醇提取物效力最高，大剂量有毒，1.5～3.75克/千克可致死。从宽叶甘松根叶提出的挥发油，在各种心脏标本上，可延长反拗期，减慢传导方面的作用，弱于奎尼丁。在给豚鼠喷射组胺的前后，应用宽叶甘松可使支气管扩张。醇提取物在体外平滑肌器官上（如小肠、大肠、子宫、支气管）具有拮抗组胺、5－羟色胺及乙酰胆碱的作用，还能拮抗氢化钡引起的痉挛，故对平滑肌尚有直接作用。临床上用本品治哮喘、咳嗽、泄泻、腹痛等可能与此有关。

> 甘松甘温脾胃经，醒脾健胃理气痛，
> 主治胃痛胸腹满，食欲不振呕吐病，
> 消化不良牙痛疾，头痛癔病脚气灵，
> 哮喘咳嗽腹痛泻，气虚血热忌甘松。

枸　橘

【附方】　治睾丸炎未成脓方：枸橘全个，川楝子、秦艽、赤芍、防风、甘草、泽泻各4.5克。水煎服。

【实验参考资料】　枸橘又称铁篱寨。其果及叶含黄酮苷类。

> 枸橘辛苦温胃肝，疏肝和胃止痛全，
> 主治胃痛胸腹胀，消化不良医痛疝，
> 子宫脱垂睾丸痛，乳痛结核脱肛还，
> 行气消食叶最好，反胃呕吐服自安。

香　橼

【附方】　治胃痛腹胀方：香橼，太子参，川厚朴，陈皮，檀香，甘草。水煎服。

【实验参考资料】　本品含挥发油、脂肪及鞣质等。

> 香橼苦辛酸性寒，能入肝脾肺经联，
> 理气止痛治胸闷，痰饮咳嗽可化痰，
> 逆气呕吐食减少，胃腹胀痛胁痛痊。

柿 蒂（附：柿子果、叶、霜、根）

【附方】　治呃逆方：柿蒂，丁香，人参，干姜，郁金。水煎服。

【实验参考资料】　从柿叶中提出的黄酮苷，给犬静脉注射（5 克/千克）能降低血压并增加冠脉流量；给兔腹腔注射有降压作用。叶制成的注射剂，在体外对金黄色葡萄球菌、卡他球菌有一定的抑菌作用。

> 柿果甘寒入肺肠，润肺生津止血祥，
> 燥咳咽干胃肠血，叶苦与果降压良，
> 霜甘性寒入肺胃，生津润肺咳口疮，
> 根涩凉血吐崩痢，蒂苦涩平呃逆康。

沉　香

【附方】　治胃虚呃逆方：沉香粉（冲），丁香，肉桂，水煎服。

【实验参考资料】　沉香的主要有效成分系挥发油，在常温下容易挥发，故宜研粉冲服。

> 沉香能入脾胃肾，辛苦性温降气神，
> 调中暖肾止痛药，胸腹胀痛呕吐顺，
> 气逆喘急治呃逆，丁香柿蒂姜人参。

十八、理血药

（一）止血药

紫　珠

【附方】　治出血性紫斑方：紫珠，连翘，紫草，大枣。水煎服。

【实验参考资料】　紫珠草注射液对人，可使血小板增加，出血时间、血块收缩时间、凝血酶原时间缩短。

> 紫珠苦寒肺胃肝，止血消炎解毒宽，
> 衄咯胃肠崩漏血，上感扁桃腺肺炎，
> 支气管炎可选用，血小板减少可添，
> 收缩血管治疮毒，出血性紫斑效验。

将紫珠溶液滴于家兔肠壁上，可引起肠壁强烈痉挛收缩，浆膜由粉红变白；可缩短家兔出血时间。以紫珠草提取液为主药的 35 号止血粉，对犬的肝脾创伤及枪伤均有止血作用。紫珠草对大肠杆菌、福氏痢疾杆菌、金黄色葡萄球菌、链球菌等有抑制作用。

仙　鹤　草

【附方】　治眩晕方：仙鹤草，蔓荆子，女贞子。水煎服。

【实验参考资料】　仙鹤草素有止血作用。冬芽及根有较强的驱绦虫作用。冬芽主要成分作用于绦虫头节，

> 仙鹤草苦涩辛平，能入肝肺脾三经，
> 收敛止血消炎痢，呕咯衄便尿血停，
> 子宫出血胃肠炎，滴虫痈疖和疮疔，
> 房室传导阻滞用，冬芽又能治绦虫。

对颈节、体节也有作用。仙鹤草素对小鼠、大鼠、家兔有调整心率，增强细胞的抵抗力，降低血糖等作用。仙鹤草药液对金黄色葡萄球菌、大肠杆菌、绿脓杆菌、福氏痢疾杆菌、伤寒杆菌均有抑制作用。

蒲　黄

【附方】　治胃溃疡出血方：蒲黄，灵芝，山楂，白及，甘草。水煎服。

【实验参考资料】　蒲黄煎剂、酊剂、乙醚浸液，对体外及体内子宫均表

现兴奋作用，剂量增加可呈痉挛性收缩；对未孕子宫比对已孕者作用明显，使产后子宫收缩力加强或紧张性增加。其煎剂及乙醇浸液大剂量可使猫、犬血压下降，其降压作用可被阿托品所阻断。醇提溶液低浓度对蟾蜍体外心脏可增加收缩力，高浓度则抑制之。蒲黄提取物可使家兔血小板数目增加，凝血酶原时间缩短。蒲黄粉外用对大动脉出血有止血作用。用1∶100蒲黄煎剂在试管内能抑制结核菌的生长，对豚鼠实验性结核病具有某些疗效。临床实验于产后，开始口服生蒲黄末，每日3次，每次3克，连续3日，以观察其对子宫的收缩作用。据31例产后服药者的结果表明，产后3日宫底平均下降4.71厘米，同时服用生蒲黄后产妇恶露也减少。作者根据蒲黄的作用及临床观察结果，对蒲黄生用活血行血、炒黑止血及阴虚无瘀忌用的说法，提出了不同意见，认为蒲黄无炒黑的必要，主张一律生用。临床应用除孕妇外，一般无所禁忌。

蒲黄甘平入心肝，活瘀用生止血炭，产后瘀血腹痛伤，痛经瘀血胃痛散，子宫崩漏尿血衄，便痢痔血服自安，外治口舌疮毒病，耳中流血阴痒痊。

三　七

【附方】　治心痛方：三七，当归，川芎，赤芍，丹参，玄胡。水煎服。

三七入肝肺和心，味甘微苦其性温，止血化瘀消肿痛，吐衄咯崩便痢准，产后瘀血腹痛证，可治出血跌打损，增加冠脉血流量，强心减率降压神。

【实验参考资料】　在麻醉开胸的犬身上，将导管插入冠状窦，静脉注射三七提取液，冠状动脉血流量有明显增加，并能对抗脑垂体后叶素的作用，同时心肌耗氧量也有所减少。其有效成分可能系黄酮苷而非生物碱。三七在试管中无凝血作用。它还能缩短凝血酶原时间。提取液对麻醉犬静脉注射可引起明显、迅速而较持久的降压，对心率则无显著改变；醇浸液也有降压作用；五加皂苷则无。其五加 A 素（可能即系五加皂苷）对体外蛙心有强心作用。醇提取物对兔有显著持久的降压作用，能兴奋体外蛙心。浸剂给小鼠皮下注射，可降低毛细血管通透性，增加毛细血管的抗力。另有报道三七流浸膏有减慢心率的作用。五加皮 A 素对犬有利尿作用，如静脉注射 50 毫克/千克，利尿现象即很明显；若剂量增加为 75 毫克/千克时，尤为显著，可达正常泌尿量 5 倍以上。三七对动物实验性关节炎有预防和治疗作用。三七灌胃能促进小鼠肝糖原的积累。三七皂苷给猴等动物静脉注射有溶血作用。三七皂苷对小鼠静脉注射其半数致死量为 460 毫克/千克，对金鱼毒性很微。

大　蓟

【附方】

1. 治肺结核方　鲜大蓟根洗净，每日 120 克，加水 400 毫升，文火煎至 250 毫升，2 次分服；或制成注射剂（每 10 毫升含 10 克），既可肌内注射也可气管滴入。先后观察 18 例，其中煎剂治疗 5 例，针剂治疗 11 例，气管内滴入治疗 2 例，用药 15～72 日不等。结果从 X 线胸片对比来看，病变显著吸收者 3 例，吸收者 8 例，无变化者 7 例。

> 大蓟甘苦入肝脾，凉血止血消肿瘀，
> 主治衄咯吐尿血，产后出血崩漏宜，
> 肝炎肾炎乳腺炎，肠风肠痈外伤医，
> 降压又抑结核菌，脑炎白喉菌皆抑。

2. 治高血压方　大蓟新鲜干根，加水浸泡约半小时，煎煮 3 次，每次煮沸半小时，然后其滤液合并，浓缩成每 100 毫升相当于生药 15 克的浓度。早晚各服 1 次，每次 100 毫升。也可用新鲜干根或叶制成浸膏片，根制片每日 3 次，每次 4 片，日量相当于干根的 30 克；叶制片每日 3 次，每次 3 片，日量相当于干叶 15 克左右。

【实验参考资料】　本品水煎剂、乙醇－水浸剂和乙醇浸剂对犬、兔等麻醉动物有降低血压的作用。根煎剂或全草蒸馏液，在 1∶4 000 浓度时能抑制人型结核杆菌的生长。乙醇浸剂（1∶30 000）对人型结核杆菌也有抑制作用。本品对脑膜炎球菌、白喉杆菌均有抑制作用。

小　蓟

【附方】

1. 治疮疡方　新鲜小蓟叶先后经 0.1% 高锰酸钾溶液及 0.5% 食盐水中冲洗数次后压榨取汁，静置 1 小时，倾去上层清液，取深绿色沉淀液体 20 毫升和凡士林 80 克调成药膏备用。共治疮疡、外伤化脓及职业性盐卤外伤化脓 200 例，一般换药 4～7 次即可痊愈，无副作用。

> 小蓟甘苦入脾肝，清热凉血止血善，
> 治诸出血吐衄淋，子宫出血崩漏安，
> 外伤出血肝炎病，痈肿疮疡服之痊，
> 能抑多种杆球菌，外敷止血肿自散。

2. 治产后子宫收缩不全及血崩方　取小蓟浸膏（1∶10）每日服 3 次，每次 1～3 毫升。一般在服药后 2～3 日产后子宫平均收缩 2～5 厘米；如出血量大时，可每次服药 4～8 毫升，每日 3～4 次。血止后改用一般剂量，或以全草 60 克，水煎 2 次分服。治崩漏 30 例，大部分 2 日后血止或显著减少。

【实验参考资料】　自小蓟煎剂中提得一种黄白色粉末状物质，配成 7%

水溶液，用于创伤表面，有良好的止血效应。麻醉犬、猫及家兔静脉注射煎剂或酊剂对血压有明显升降作用，升压的同时脾容积缩小、肠蠕动抑制。对体外蛙心及兔心有明显的兴奋作用，使体外兔耳及大鼠下肢血管收缩。这些作用的产生，可能是由于其中所含的儿茶酚胺类物质所致。水煎剂对白喉杆菌、肺炎球菌、溶血性链球菌、金黄色葡萄球菌、绿脓杆菌、变形杆菌、福氏痢疾杆菌、大肠杆菌、伤寒杆菌、副伤寒杆菌均有抑制作用。

茜　草

【附方】　治月经不调经闭方：茜草，当归，川芎，赤芍，红花。水煎服。

> 茜草苦咸微酸寒，能入心肝止咳痰，
> 凉血止血活血瘀，治衄吐崩漏便安，
> 月经不调经闭痛，风湿关节痛肝炎，
> 外治肠炎跌打损，疖肿皮炎细菌染。

【实验参考资料】　茜草根的温浸液能缩短家兔血液凝固时间，而有轻度止血作用。小鼠口服茜草根煎剂，有明显止咳和祛痰作用（氨水喷雾引咳法），但加乙醇沉淀后滤液无效。茜草根煎剂能对抗乙酰胆碱的收缩作用。根的水提取物对体外豚鼠子宫有兴奋作用，产妇口服也有加强子宫收缩的作用。茜草根在试管内对金黄色葡萄球菌、白色葡萄球菌、卡他球菌、肺炎球菌及流感杆菌均有一定抑制作用。

血余炭

【附方】

> 血余炭苦性微温，能入心肝胃和肾，
> 消瘀止血治吐衄，便痢崩漏和血淋，
> 止血优于仙鹤草，维生素K无它神，
> 能抑金色葡球菌，伤寒福氏杆菌敏。

1. 治各种出血方　如咯血呕血、便血尿血、阴道出血、口鼻腔齿龈出血及紫癜等。血余炭75克，干藕片150克，加水适量煎煮2次（每次1小时）。将2次煎液合并过滤，文火浓缩至100毫升。一般每次用10毫升，日服2次；重症每次15～20毫升，每日服3～4次，必要时每4小时服1次，直至出血停止。遇有出血倾向，也可先期服用预防出血。据报道治疗以上各种出血患者100余例，均收到比较显著的效果。

2. 治上消化道出血方　血余炭3～10克，加入鲜藕汁20～40毫升中口服，每日3次。共治25例，治愈23例。

3. 治口鼻腔及齿龈出血方　血余炭适量研粉，或与凡士林调膏。用时可将药粉干撒患部或用膏外敷。

【实验参考资料】　血余炭对金黄色葡萄球菌、伤寒杆菌、甲型副伤寒杆菌及福氏痢疾杆菌均有抑制作用。

白　及

【附方】

1. 治肺结核咯血　白及粉 10 克，每日 3 次分服。共治 13 例，多于 1～3 日内止血。

> 白及苦甘涩微寒，能入肝胃肺经间，
> 补肺止血消肿胀，结核咳血吐血痰，
> 气管扩张咯血证，便尿外伤出血安，
> 痈肿溃疡烧烫伤，皲裂空洞瘘管填。

2. 治肺结核方　经抗痨药治疗无效或疗效缓慢的各型肺结核，加用白及后能收到比较好的效果。经治 60 例久治不愈的患者，用药 3 个月后，42 例 X 线显示病灶完全吸收，或纤维化，空洞闭合，血沉正常，痰菌阴性，临床症状消失；13 例有显著进步；2 例无效。

3. 治干酪样病变为主的浸润型肺结核的咳嗽、咳血方　白及粉每日 6～30 克，一般用 12～18 克，3 次分服。

4. 治胃十二指肠溃疡出血方　白及粉 3～6 克，每日 3～4 次。观察 69 例，大便转黄和潜血转阴平均时间分别为 5.7 日和 6.5 日，平均住院 19.7 日。

5. 治结核瘘管方　白及粉局部外敷，根据分泌物多少，每日敷药 1 次或隔日 1 次。分泌物减少后可改为每周 1 次或 2 次。通常敷药 15 次左右即渐趋愈合。药粉需送入瘘管深部并塞满，如瘘管口狭小可先行扩创并清除腐败物。

【实验参考资料】　将犬的肝叶或脾大部分切除，先将较大动脉结扎，再以白及水浸出物覆盖创面，可自行黏着，出血立即停止。将白及液注入蛙血循后，可使末梢血管内的血细胞凝集。在麻醉犬胃小弯及十二指肠第一部前壁各做人工穿孔一个，直径均为 1 厘米左右，灌入白及粉 9 克，15 分钟后两穿孔皆为白及所堵，40 秒后十二指肠穿孔即为大网膜遮盖，待动物逐渐苏醒，轻度活动时再由胃管内注入稀粥 500 毫升，观察两孔皆无漏出；再由肠系膜血管注入 10% 氯化钠 20 毫升，胃蠕动显然增多增强，也无内容物漏出。术后 8 小时再次剖腹，腹腔内未见胃内容物，腹腔渗出液极少，培养阴性。若犬先饱食后或穿孔较大，则服白及后无堵孔作用。此种作用可能是白及借其高度黏性，在胃内形成一定厚度的胶状膜，从而使穿孔堵塞，胃内容物停止外漏，为大网膜、肝脏等的遮盖作用造成更有利的条件。

地　榆

【附方】　治便血方：地榆，槐角，大黄炭，甘草。水煎服。

【实验参考资料】　给兔或犬用盐水烫伤Ⅱ～Ⅲ度，外用炒地榆粉后有一定疗效，创面渗出少、比较干燥，感染与死亡均较少。从地榆中提出鞣质或市售之鞣酸，疗效均不如地榆粉，因此其对烫伤的疗效不仅是由于所含的鞣质，还有其他因素参与。家兔口服地榆煎剂使凝血时间明显缩短，小鼠腹腔注射可使出血时间缩短，蛙皮肤灌流试验可见血管收缩。地榆低浓度煎剂可使体外蛙心收缩加强，频率减慢，心跳排出量增加，但高浓度则抑制。花的浆汁对金黄色葡萄球菌、绿脓杆菌有抑制作用，加热后作用减低或消失。地榆在试管内，对金黄色葡萄球菌、白喉杆菌、痢疾杆菌、伤寒杆菌、副伤寒杆菌、绿脓杆菌等，以及人型结核杆菌、霍乱弧菌、钩端螺旋体等都有抑制作用，对某些致病真菌也有不同程度的抑制作用。

> 地榆苦酸性微寒，能入大肠经和肝，
> 凉血止血疗热毒，咯吐便血胃肠炎，
> 子宫出血崩带痢，肠风烧伤湿疹痊，
> 能抑弧菌和球菌，多种杆菌命也残。

侧柏叶

【附方】　治溃疡病出血方：侧柏叶15克，加水300毫升，煎成150毫升为1次量，每日服3次；或用侧柏叶研粉，每次3克，每日服3次。除服药外，仍采用一般内科保守疗法如静卧、保暖及流质饮食等。治50例，大便潜血平均3.5日转阴。对合并动脉硬化或高血压的患者，止血也较迅速。有人认为侧柏叶对溃疡病出血疗效超过乌贼骨和白及粉。

> 侧柏叶苦涩性寒，能入大肠肺和肝，
> 凉血止血祛痰咳，吐衄血尿痢崩安，
> 子宫出血脱发症，结核肠风气管炎，
> 杆菌球菌能抑制，脱发用之功效全。

【实验参考资料】　侧柏叶提取物对小鼠有镇咳（氨水法）、祛痰（酚红法）作用。对其有效成分进行了分离，所含之醇性皂苷祛痰作用较强，其镇咳成分可能为一种酚性苷。叶中所含的黄酮有明显镇咳作用。200毫克/千克腹腔注射及1 000毫克/千克口服有明显祛痰作用。叶中的有效部分提取物Ⅱ号（醋酸乙酯提取物）250毫克/千克腹腔注射有明确镇咳作用，100毫克/千克及200毫克/千克有明显祛痰作用。本品对金黄色葡萄球菌、白色葡萄球菌、卡他球菌、大肠杆菌等均有抑制，也有抗流感、柯萨奇病毒作用。1：18 000醇浸剂在试管中，对结核杆菌的生长有抑制作用，较水煎强

1 800倍，且与异烟肼有协同作用；对肺炎球菌、卡他球菌有抑制作用。

白 茅 根

【附方】　治急性肾炎方：鲜白茅根60～120克，水煎分2～3次服，每日1剂。对数十例的观察，服药后通常在1～5日内小便即显著增多，每日可达1 500～3 000毫升。随之，水肿逐渐消失，高血压及尿检变化也渐好转而趋正常。

> 茅根甘寒肺胃经，清热利尿止血功，
治衄咯吐尿血症，泌尿感染与水肿，
热病烦渴高血压，肝炎黄疸热咳停，
抑制痢疾杆菌强，贺氏舒氏无作用。

【实验参考资料】　正常兔口服煎剂有利尿作用，在服药5～10日时最明显，20日后不明显。白茅根水浸剂有降低血管通透性、缩短凝血时间及出血时间的作用。将白茅根粉撒于犬或兔的股动脉出血处，压迫1～2分钟，有止血作用。煎剂在试管内对福氏杆菌、宋内痢疾杆菌有明显的抑菌作用，但对志贺杆菌及舒氏痢疾杆菌却无作用。

菊 叶 三 七

【附方】　治大骨节病方：菊叶三七块根浸泡于30%乙醇中，制成10%酊剂，或煎成药液配成12.5%及6.25%（供学龄儿童用）糖浆。每次20～30毫升，每日2次，饭后30分钟服。对成人患者70例经一个月观察，有效率达88.6%，其中显效21例（占30%），好转41例（占58.6%）；儿童患者31例，显效9例，好转22例。有效病例平均服药8日左右（最长18日，最短1日）关节疼痛即可减轻。有的患者服药过程中出现疼痛现象，这往往是药力显效的信号，如坚持继续服药，疼痛可自然消失。酊剂疗效似优于糖浆。服药后少数患者有恶心、呕吐等反应，有胃病史者尤易发生。

> 菊三七甘微苦温，散瘀止血解毒神，
吐衄尿便诸血止，瘀血腹痛跌打损，
大骨节病痈疮疖，蜂蜇蛇咬此药寻。

地 锦 草

【附方】　治菌痢肠炎方：鲜地锦草60克或干地锦草50克。水煎1次服，每日3次。共治菌痢1 135例，肠炎1 940例，治愈率均达95%～98%。

> 地锦微苦辛性平，能入肝胃大肠经，
清热解毒止血肿，治痢黄疸肠炎疗，
咳吐便崩出血病，外伤烫咬湿疹痛，
抑菌抗菌范围广，球菌杆菌其效灵。

【实验参考资料】　地锦全草干粉撒于犬股动脉切开处，止血效果明显。

地锦草鲜汁、煎剂及水煎液浓缩、乙醇提取液对多种致病菌有明显抑制作用。用乙醇及水反复处理地锦煎剂干粉，可获得抗菌作用较强的地锦素（黄酮反应阳性）。其对金黄色葡萄球菌、草绿色链球菌、溶血性链球菌、肺炎球菌、卡他球菌、大肠杆菌、绿脓杆菌、伤寒杆菌、副伤寒杆菌、痢疾杆菌、变形杆菌、百日咳杆菌等，在 0.002 ~ 0.63 毫克/毫升时有抑制作用，0.005 ~ 1.25 毫克/毫升时即呈杀菌作用。对小鼠金黄色葡萄球菌感染无疗效。地锦草 100%、50% 和 25% 酊剂经动物试验证明，对白喉毒素有明显的中和作用。其抑菌、杀菌和中和白喉毒素的作用，以酊剂效果好，煎剂次之，浸剂较差。

（二）活血祛瘀药

川　芎

【附方】　治乳痈方：川芎，麻黄，甘草。水煎服。化脓溃破者勿用。

【实验参考资料】　川芎给大鼠和小鼠灌胃，能抑制其自发活动，还能延长戊巴比妥钠的睡眠时间。其水浸

> 川芎辛温肝胆经，又入心包能止痛，
> 活血行气功能好，调经经闭腹痛宁，
> 冠心绞痛胸胁胀，风寒感冒头晕痛，
> 风湿痹痛与疟疾，产后瘀块有奇功。

液能降低动物血压，但作用较弱，对麻醉动物犬、猫、兔静脉注射降压作用明显，肌内注射也引起降压。对肾型高血压和大鼠均有延长利血平的降压作用。对蟾蜍的心脏主要呈兴奋作用。川芎浸膏对妊娠家兔子宫，小剂量时使张力增高，收缩增强，终呈挛缩；大剂量则反使子宫麻痹而收缩停止。体外实验，川芎对大肠杆菌、变形杆菌、绿脓杆菌、伤寒杆菌、副伤寒杆菌等有抑制作用。水浸液在试管内对某些致病性皮肤真菌也有抑制作用。

郁　金

【附方】　治传染性肝炎方：郁金研粉，每次 5 克，每日服 3 次。共治 33 例（急性 22 例，慢性 11 例），结果自觉症状消失者 21 例，减轻者 11 例，1 例无改变，治疗平均为 31 日。

> 郁金辛苦寒性凉，入心肝肺行气长，
> 解郁凉血善破瘀，胸闷胁痛胃腹胀，
> 黄疸吐衄尿血病，月经不调癫痫狂，
> 蛋白倒置用量大，肝炎结石服之良。

据本组病例观察，郁金在止痛、退黄、使肝脾缩小等方面都有较好效果。

【实验参考资料】　郁金挥发性精油内含松油精及姜黄素，为胆石醇之

溶剂，对泥沙状结石有较好的溶化作用，故可治疗胆结石。郁金挥发油有促进胆汁分泌的作用。郁金1∶3的水浸剂在试管内对多种致病真菌有抑制作用。

姜　黄

【实验参考资料】　煎剂有镇痛作用。水浸剂在试管内对多种皮肤真菌有不同程度的抑制作用。姜黄煎剂及浸剂能增加犬的胆汁分泌，使胆汁成分恢复正常，能增加胆囊收缩，其作用弱而持久，可持续1～2小时，可减少固体成分的含量而增加胆汁分泌量。醇提取液，对麻醉犬表现出降压作用，此作用不因注射阿托品及切除迷走神经而受影响。醚提取成分降压作用较弱。姜黄素及挥发油部分对金黄色葡萄球菌有较好的抑制作用。姜黄对肝炎病毒有抑制作用，有改善肝脏实质病损的作用。

> 姜黄苦辛温肝脾，通经止痛破血气，
> 胸腹胀痛经闭症，月经不调肩臂痹，
> 跌打损伤癥瘕痛，白癜风治真菌抑。

莪　术

【附方】　治偏瘫方：莪术，当归，川芎，赤芍，地龙，僵蚕，天麻，葛根，三棱，全蝎，乌梢蛇。水煎服。

【实验参考资料】　口服及腹腔注射莪术注射液，对小鼠肉瘤－180有抑制作用。口服对小鼠艾氏腹水癌则无效。挥发油于试管内抑制金黄色葡萄球菌、β－溶血性链球菌、大肠杆菌、霍乱弧菌。

> 莪术苦辛温入肝，行气破血积痛辨，
> 癥瘕积滞胀痛治，血瘀腹痛肝脾宽，
> 血滞经闭心腹痛，抗癌注射功效展，
> 球菌杆菌霍乱菌，试管抑菌可乐观。

丹　参

【附方】　治肝硬化方：丹参，首乌，郁金，白术，鳖甲，鸡内金，金钱草。水煎服。

【实验参考资料】　给小鼠注射丹参注射液，可使自发活动减少。丹参可延长小鼠环己巴比妥所致睡眠的时间。对脑下垂体后叶素引起的心肌缺血有扩张冠状动脉、增加血流量的作用；对心脏收缩力先有短暂的抑制，然后渐渐加强，但不同的动物，个体差异较大，尚需进一步研究。煎剂给家兔、犬静脉注射，有降压作用。对实验性小鼠结核病有治疗效果，而对豚鼠无

> 丹参微寒苦肝心，活血调经祛瘀本，
> 清热除烦治经闭，月经不调腹痛呻，
> 神经衰弱肝脾大，高血压症心痛饮，
> 发斑神昏关节痛，降糖抑弧杆球菌。

效。丹参，在体外对霍乱弧菌、葡萄球菌、结核杆菌、大肠杆菌、变形杆菌、伤寒杆菌、福氏痢疾杆菌均有抑制作用；在试管内能抑制某些致病真菌。

益 母 草

【附方】

1. 治急性肾小球肾炎方 干益母草（全草）90～120克，加水700毫升。文火煎至300毫升，分2～3次温服，小儿酌减。用时结合病情常规处理。据观察80例，均治愈。预后随访半年到5年者，未见复发。

益母草苦辛微寒，能入心包又归肝，
活血祛瘀调经水，月经不调痛经散，
瘀血腹痛肾炎肿，小便不利尿血添，
痈肿疮疡能调治，子甘降压目疾验。

2. 治中心性视网膜脉络膜炎方 干益母草120克，加水1升，旺火煎30分钟，取头汁；药渣再加水500～700毫升，煎30分钟。将2次药液混合，早晚2次空腹服。一般15日左右见效。

3. 治急慢性肾炎方 益母草100克，鱼腥草30克，冬青叶30克。若贫血加黄芪30克，当归12克，大枣10枚。水煎服。

【实验参考资料】 益母草煎剂和酊剂给家兔灌胃或静脉注射，对家兔体外或体内子宫均有兴奋作用。煎剂比酊剂效力强，能使子宫肌的收缩显著增强。其作用与脑垂体后叶激素相似，但效力较弱。益母草碱给家兔静脉注射，有显著的利尿作用。益母草水浸剂、益母草碱、益母草碱甲、益母草总碱及花的煎剂对麻醉动物静脉注射，均有降压功能，但持续时间较短。其1:4水浸剂在试管内对皮肤真菌生长有抑制作用。

红   花

【附方】 治压疮方：红花500克，加水700毫升，约煎2小时（红花呈白色时）过滤取液，再用文火煎3～4小时呈胶状。用时涂于纱布上贴患处，覆以消毒纱布固定，隔日换药1次。

红花辛甘性微寒，活血通经入心肝，
祛瘀止痛治经闭，痛经冠心绞痛安，
癥瘕腹痛瘀血痛，跌打损伤产后眩。

【实验参考资料】 红花水煎剂对小鼠、家兔、猫、犬的子宫有显著兴奋作用，小剂量可使子宫发生节律性收缩；大剂量可使子宫自动收缩加强，甚至达到痉挛的程度，此现象对已孕动物更为明显。煎剂对猫、犬均有较持久的降低血压的作用，使心跳有力，振幅增大；大剂量对蟾蜍心脏反有抑制作用。对犬心容积实验，煎剂可使心收缩及扩张增加，并可使肾血管收缩，肾容积缩小。每日口服红花油1克/千克，对高甾醇血症的家兔，可降低血清中总胆甾醇、总脂、三硝酸甘油酯及非酯化脂肪酸的水平。

泽　兰

【附方】　治毛囊炎及一切肿毒方：泽兰叶30克，白及10克，真黄明胶10克（蛤蚧粉炒成珠）。病在脐上加白芷3克，病在脐下加川牛膝6克。上药用酒、水各半约3碗，用文火煎至1碗去渣，加黄明胶，再煎数沸温服。

> 泽兰苦辛性微温，能入肝脾活血运，
> 破血通经又利水，月经不调经闭顺，
> 产后瘀血腹痛病，水肿跌损痛肿淋。

【实验参考资料】　泽兰全草制剂有强心作用。

玄　胡

【附方】　治胃脘痛伴恶心呕吐方：玄胡，川楝子，黄芩，黄柏，藿香，半夏。水煎服。

> 玄胡辛苦温入肝，脾肺胃经循经串，
> 活血散瘀理气痛，产后瘀血腹痛疝，
> 跌打损伤诸痛止，恶露不尽癥瘕散。

【实验参考资料】　玄胡素甲素、乙素、丙素均有镇痛作用。其中以左旋玄胡素乙素的镇痛作用较明显，是中枢抑制剂，能抑制中脑网状结构和下丘脑的诱发电位，较大剂量也能抑制防御性条件反射；能对抗苯丙胺和墨西卡林对动物的兴奋作用，而有镇痛、镇静作用。所以，玄胡素乙素可用于因疼痛而失眠的患者。玄胡素的镇痛效果，若以吗啡的镇痛作用为100，玄胡素全碱则为40。玄胡素的粉剂、醋制流浸的镇痛效果最强，醇剂浸膏次之，水制浸膏最弱。玄胡素乙素给大鼠皮下注射11～13日，能产生耐药性。

五灵脂

【附方】

1. 治毒蛇咬伤方　五灵脂20克，雄黄10克。共研细面，每次用黄酒冲服6克（不善饮酒者，可用茶调服），同时外敷伤口，每日3次。

2. 治小儿咬伤乳头溃而不敛方　五灵脂、炒地榆各等份，共研细末，麻油调后涂患处。

> 灵脂甘辛苦性温，归肝脾经活血珍，
> 散瘀止痛炭止血，心腹瘀血痛须饮，
> 血瘀经闭痛经治，产后瘀血腹痛吟，
> 炒治崩漏经水多，外治跌打蛇咬神。

【实验参考资料】　本品有缓和平滑肌痉挛作用。对小鼠实验性结核有一定的治疗效果，所用复方为连翘、五灵脂各 2 克，或连翘、五灵脂、地骨皮、紫草根各 2 克。五灵脂对伤寒杆菌、霍乱弧菌、结核杆菌、葡萄球菌均有较强的抑制作用，并对堇色毛癣菌、同心性毛癣菌等皮肤真菌有一定抑制作用。

乳　香（附：没药）

【附方】　治风湿关节痛方：乳香、没药、制马前子、血竭各等份。共为细面，水和为丸如绿豆大。初服 5 丸，每日服 1 次，以后每日加 1 丸，自觉口紧时再减去 1 丸。连服 5 日后停药 3 日，再服第 2 个疗程。

> 乳没共苦乳又辛，归肝乳香入脾心，
> 活血止痛排脓肿，心腹胃痛风湿神，
> 外伤痈疽乳没治，乳医筋脉拘挛伸，
> 产后腹痛痛经病，没疗癥瘕经闭证。

【实验参考资料】　没药 1∶2 的水浸剂，在试管内对堇色毛癣菌、许兰黄癣菌等多种致病真菌有不同程度的抑制作用。没药的抗菌作用可能与含丁香油酚有关。

苏　　木

【附方】　治经闭或月经带血块方：苏木，红花，当归，赤芍，川芎，玄胡。水煎服。

> 苏木甘酸平入心，又入肝脾行血匀，
> 祛瘀消肿止疼痛，经闭腹痛跌打损，
> 产后瘀血心腹痛，镇静安神止痫神，
> 抑制肺炎双球菌，白喉流感杆菌困。

【实验参考资料】　苏木浸剂、煎剂在体外对肺炎双球菌、金黄色葡萄球菌、溶血性链球菌、白喉杆菌、流行性感冒杆菌、副伤寒杆菌、福氏痢疾杆菌均有显著的抑制作用。煎剂给家兔灌胃有安眠作用，给小鼠、大鼠、豚鼠、家兔皮下注射均有安眠和麻醉作用，对家兔因手术引起的惊厥，有拮抗作用。因药物如水合氯醛、盐酸奎宁等，引起的体外蛙心中毒，在心脏未完全停止跳动以前，用 1∶1 苏木水能使心跳恢复。苏木水能使蟾蜍下肢血管收缩，并能对抗亚硝酸盐的血管扩张作用。苏木水给小鼠和大鼠灌胃，可引起尿量增加；小剂量皮下注射有利尿作用，剂量增加反而无利尿作用。苏木水对于小鼠的体外子宫稍有抑制作用，如与肾上腺素合用，作用更为显著。对于家兔体外的肠管无直接兴奋作用，且能增强肾上腺素对家兔肠管的抑制作用。

穿 山 甲

【附方】 治出血方：将穿山甲洗净晒干，用植物油炸成黄色，经日晒或自然挥发除去油质，研成细粉，分装于瓶内，高压灭菌，再入烤箱内干燥即成。用时将出血处拭干，迅速把止血粉均匀撒于出血部位上（包括动脉出血），轻轻加压包扎。一般于 1～5 分钟完全止血。需缝合的伤口，把多余的止血粉用消毒盐水轻轻冲洗后即可缝合。

> 山甲咸凉入胃肝，消肿排脓通乳验，
> 痈肿疮毒初未溃，乳汁不通经闭痊，
> 风湿痹痛瘰积证，消化不良止血善，

【实验参考资料】 经动物实验证明，穿山甲粉缝于组织内完全可以吸收。临床有人用于疝修补、阑尾切除、胃次全切除、骨瘤、脊椎骨折铜板固定、截肢等 37 例手术，其中有 36 例获得满意的止血效果，只有 1 例直肠息肉摘除后因压迫不好而效果欠佳。

王不留行

【附方】 治带状疱疹方：王不留行用文火炒黄，研细粉。如疹未溃破，用麻油调涂；如疱疹已溃破，将药面撒于患处。每日 2～3 次。一般用药后 10～20 分钟即可止痛，2～5 日痊愈。

> 不留苦平肝胃经，行血通络双乳通，
> 消肿敛疮治经闭，乳汁不行乳腺肿，
> 难产血淋痈毒病，金疮出血敷服灵。

【实验参考资料】 煎剂对大鼠的体外子宫有收缩作用，而乙醇浸液的作用尤强。本品对小鼠实验性疼痛有镇痛作用。

水 蛭

【附方】

1. 治急性结膜炎方 疾水蛭 3 条，置于 6 毫升蜂蜜中，6 小时后取浸液储瓶内备用。每日滴眼 1 次，每次 1～2 滴。共治 380 例全部治愈。治愈期最短的 1 日，最长的 5 日。

> 水蛭咸苦平小毒，归肝膀胱破血古，
> 通经散瘀治经闭，血瘀作痛云翳目，
> 癥瘕积聚与血瘀，跌打损伤防血固。

2. 治角膜云翳方 将水蛭置于清水中 2～3 日，待去掉身上泥土、吐出腹内垢质后取出，以蒸锅水冲洗 2～3 次，备用。用时水蛭与蜂蜜比例为 3∶1 或 25∶1。水蛭与蜂蜜接触后约 1 小时即死亡，出现混浊液体，浮起后又下沉，只需 6～8 小时过滤后即得棕色透明液。置于 0℃环境中 3～5 日，即可作为外用点眼剂，每日 3～4 次，每次 1～2 滴。

【实验参考资料】 新鲜水蛭唾腺中含有水蛭素，由碳、氢、硫组成，呈酸性反应，易溶于水、生理盐水及吡啶中，几乎不溶于醇、醚、丙酮及苯，在空气中，或遇热，或在稀盐酸中，均易被破坏。此外还含有肝素、抗血栓素等。水蛭素为一种抗凝物质。

䗪 虫

【附方】 治黑色素瘤方：䗪虫及金银花各 100 克，大枣、核桃仁各 500 克，制马钱子 250 克，冰片 18 克，猪胆汁 750 克。以上诸药（除猪胆汁外）共研细粉。先将猪胆汁煮 1 小时，再加入药粉，用适量蜂蜜调和为丸，每丸重 7 克，每日早晚各服 1 丸。

> 䗪虫咸寒有小毒，归脾心肝破血主，
> 散瘀通经止痛剂，能治瘀血腹痛住，
> 跌打损伤经闭证，产后瘀血癥瘕枯，
> 能抑白血病细胞，黑色素瘤可配伍。

【实验参考资料】 对白血病细胞有抑制作用。

皂 刺

【附方】 治急性扁桃腺炎方：皂刺 9 克，水煎服。早晚各服 1 次。观察 10 例，仅 1 例无效。

> 皂刺辛温肝胃经，活血消肿善排脓，
> 祛风杀虫痛未溃，急性乳痈乳不通，
> 疠风癣疮胞衣滞，扁桃腺炎莫灭虫。

【实验参考资料】 皂刺含黄酮苷、酚类、氨基酸。鲜皂荚灭蛆和孑了。

自 然 铜

【附方】 治跌打损伤方：自然铜（醋煅）、当归、制乳香、制没药各 1.5 克。共研细末，以酒调服，同时，擦涂患处。

> 自然铜辛苦性平，能入肝肾散瘀痛，
> 续筋接骨治骨折，跌仆损伤瘀血壅，
> 积聚瘿瘤烫火疮，促进血液血素生。

085

【实验参考资料】 能促进骨髓本体及其周围血液中网状细胞和血色素的增生。

以家兔做实验证明，虎骨与自然铜合用对骨折愈合有促进作用，表现为骨痂生长快，量多且较成熟，抗折力也较对照组强，但单独使用则效果很差。

月 季 花

【附方】 治久不受孕方：红月季花 300 朵，益母草（酒洗）600 克，白芍（酒炒）250 克，全当归（酒炒）250 克，川芎 6.5 克，红参 10 克。共为细末，加老酒 125 克，炼蜜为丸，每丸重 6.5 克，每日早空腹时服 1 丸，晚上用黄酒吞送 1 丸，以受孕为度。若无红参，以上好党参代之也可。

> 月季甘温入肝经，活血调经止痛肿，
> 不孕月经不调治，瘀血肿痛和痛经，
> 痛疖疮毒跌打损，淋巴结核叶更宏。

凤仙草（附：凤仙花）

【附方】 治灰指甲方：凤仙草，艾叶，白鲜皮，狼毒，苦参。共入米醋内浸泡 7 日后外涂患处，或将患指甲浸泡也可，每日浸泡 2～3 次。

> 凤仙辛甘苦平温，归肝与脾活血纯，
> 祛风止痛功同花，花味微苦性也温，
> 均治风湿跌打伤，瘰疬痈疽疔毒斟，
> 花治腹痛经不调，恶露蛇咬灰甲神。

【实验参考资料】 凤仙花的鲜花汁，对红色表皮癣菌、堇色发癣菌及腹股沟表皮癣菌、考夫蔓高尔夫表皮癣菌均有抑制作用。其花水浸液（1:3）在试管内对堇色毛癣菌、许兰黄癣菌等多种致病真菌均有不同程度的抑制作用。花的煎剂对金黄色葡萄球菌、溶血性链球菌、绿脓杆菌、伤寒杆菌、痢疾杆菌也有不同程度的抑制作用。

凤 仙 子

【附方】 避孕方：凤仙子、槟榔、紫葳、佩兰，研细炼蜜为丸，每日早空腹时和晚饭后各服 1 次，每次 20 克，共服 10 日。临床 160 例，避孕有效率达 68.2%，月经后 3 日开始服，避孕效果为 80%；产后 2 日起服，效果为 62.5%。

> 凤仙子温微苦毒，入肾活血通经主，
> 软坚消积治经闭，难产骨鲠咽喉阻，
> 癥瘕积块噎膈证，恶露不尽腹痛除。

【实验参考资料】 凤仙子煎剂、酊剂、水浸剂对兔和豚鼠体外子宫均有明显的兴奋作用，对麻醉兔在位子宫也有明显的兴奋作用。本品水煎剂对金黄色葡萄球菌、溶血性链球菌、绿脓杆菌、福氏痢疾杆菌、宋内痢疾杆菌、伤寒杆菌均有不同程度的抑制作用。其水浸剂或酊剂对体外兔肠有抑制作用。煎剂小鼠灌胃（3 克/千克），连续 10 日，第 5 日开始雌雄合笼，停药 35 日后剖检，避孕率达 100%。此作用可能与抑制排卵，使子宫和卵巢萎缩有关。

十九、温化寒痰药

半　夏

【附方】　治寒痰咳嗽方：生半夏、生姜各等份。水煎，浓缩，制干，研细。每次服 0.3 克，每日服 3 次。

> 半夏辛温而有毒，入肺脾胃燥湿服，化痰降逆止呕痞，治咳痰喘恶心吐，胸闷胀满外消痈，疣疾鸡眼宜外敷。

【实验参考资料】　20% 半夏煎剂给猫灌胃（0.6 克/千克）可抑制猫的人工性咳嗽，其效力略次于磷酸可待因。半夏煎剂 3 克即可对抗最小有效量的阿扑吗啡及硫酸铜引起的犬的呕吐作用。半夏的镇吐作用，可能是对呕吐中枢的直接作用而引起。生半夏有催吐作用。生半夏粉在 120 ℃下焙 2～3 小时，可破坏其催吐成分而不损害其镇吐作用。

天　南　星

【附方】

> 南星苦辛温有毒，入肺肝脾燥湿土，化痰祛风能解痉，消肿散结癫痫除，颜面麻痹半身瘫，痈疮破伤风蛇毒，顽痰咳惊风痰晕，喝斜癌肿灭蝇蛆。

1. 治腮腺炎方　生南星研粉，浸于食醋中，5 日后外涂患处，每日 3～4 次。治 6 例当天即退热、症状减轻，平均 3～4 日肿胀逐渐消退。

2. 治子宫颈癌方　生南星煎汤代茶，初服每日 15 克，以后逐渐增加到 45 克。外用法：①药包，鲜南星根洗净每 10 克加 75% 乙醇 0.5 毫升，捣成浆状，用一层纱布包扎成椭圆状，塞在癌肿部位。②栓剂，每片含生药 50 克，覆盖在宫颈的癌灶上。③棒剂，每根含生药 10 克，可塞在子宫颈内。④针剂，每支 2 毫升，含生药 10 克，每日或隔日注入宫颈及宫旁组织 4 毫升。对子宫颈癌 1 期的效果较好，2、3 期疗效较差。对于溃疡型、结节型子宫颈癌效果较差。应用天南星治疗开始有显著效果。治疗一个时期会停滞不前（可能产生抗药性）。如应用其他药物治疗病情改善后，再用天南星治疗则又见效果。内服或注射天南星，肝肾功能及血常规无异常改变。

胆　星

【附方】　治小儿惊风方：胆星，天竺黄，钩藤，金蝎。水煎服。

胆星苦凉入肝胆，清火化痰镇惊痫，
中风痰迷癫惊风，痰火咳嗽头风眩。

【实验参考资料】　天南星有祛痰作用。其水浸剂有抗惊厥的作用，故临床用于治疗破伤风。

白 芥 子

【附方】　治老年痰喘咳嗽方：白芥子，紫苏子，莱菔子，半夏，陈皮，银杏，甘草。水煎服。

芥子辛温肺胃归，利气化痰散寒最，
消肿止痛治哮喘，支气管炎寒肿回，
胸胁胀满神经痛，扭挫外伤癣菌畏。

【实验参考资料】　芥子能刺激皮肤，扩张毛细血管，为皮肤黏膜刺激药。白芥子水浸剂，在试管内对堇色毛癣菌、许兰黄癣菌等皮肤真菌均有不同程度的抑制作用。

二十、清热化痰药

前　胡

【附方】治咳嗽吐痰方：前胡，百部，陈皮，桔梗，甘草。水煎服。

【实验参考资料】用麻醉猫收集气管黏液分泌的方法证明，口服紫花前胡煎剂（1克/千克），能显著增加呼吸道黏液的分泌，故具祛痰作用。用1%碘液1~1.5毫升注入猫的肋膜腔引起咳嗽，服煎剂0.8~2克/千克，并无明显止咳作用。

前胡苦辛凉入肺，散风清热化痰配，
止咳又治风热感，感冒咳喘痰邪退，
麻疹初期见咳嗽，胸闷气逆服之贵。

栝　楼

【附方】治便秘方：全栝楼1个，玄明粉6克。水煎服。

【实验参考资料】栝楼果实在体外有杀死腹水癌细胞的作用；初步动物实验说明有抗癌作用，对肉瘤作用比腹水癌的作用强；对腹水癌的作用不太显著，也不稳定。果皮的醚浸出液的抗癌作用较种子为好。栝楼的水提取物可使血糖先上升后下降，最后复原，对肝糖原、肌糖原无影响。果实对金黄色葡萄球菌、绿脓杆菌、流感杆菌均有较强的抑制作用，对肺炎双球菌、白色葡萄球菌及甲型链球菌也有抑制作用。

栝楼入肺胃大肠，甘苦寒润肺肠乡，
化痰散结治热咳，胸闷乳炎绞痛尝，
便秘痈肿消渴癌，胸痹加用薤白强，
抑制杆菌和球菌，辨证加减功效良。

天　花　粉

【附方】治消渴方：天花粉，知母。水煎服。

【实验参考资料】天花粉蛋白对妊娠的小鼠及犬均能杀死胎仔。因其具有较强的抗原性，对小鼠、豚鼠均

花粉味甘微苦寒，入肺胃经清肺痰，
养胃生津能止渴，解毒消肿排脓验，
主治肺热燥咳证，津伤口渴糖尿显，
咽喉肿痛痈肿疮，治疗黄疸能引产。

二十

清热化痰药

能引起过敏反应，严重时可导致死亡；对犬可引起精神委靡、食欲减退、白细胞总数增高及明显的左移现象。大剂量可影响肝、肾功能，致实质细胞的轻度变性，乃至出血、坏死。

贝　母

【附方】治百日咳方：川贝母15克，郁金1.5克，桑白皮1.5克，白前1.5克，马兜铃1.5克，葶苈子1.5克。共为细末。1.5～3岁，每次服0.6克；4～7岁，每次服1.5克；8～10岁，每次服2.1克；10岁以上，每次服3克。每日3次，开水冲服，可酌加白糖。

> 贝母苦甘寒凉平，清热润肺痰咳轻，
> 浙贝偏苦寒解毒，均治肺痨热咳病，
> 肺痈肺痿瘰疬病，喉痹乳炎咯血痛，
> 胃肠溃疡痰核症，浙贝入肺解毒功。

【实验参考资料】川贝母碱给麻醉猫静脉注射，可产生持久的血压下降，伴以短时间呼吸抑制，并能增强体外子宫的收缩，抑制体外兔肠的蠕动。大量川贝碱能使动物的中枢神经系统麻痹，呼吸运动抑制，并使周围血管扩张，血压降低、心搏变慢。浙贝母碱和次碱给小鼠腹腔注射，有较明显的镇咳作用。碱有扩张兔及猫的支气管平滑肌的作用。浙贝母碱给麻醉猫静脉注射10毫克／千克，有降压作用。

桔　梗

【附方】治肺热咳嗽方：桔梗，半夏，陈皮，百部，贝母，鱼腥草，甘草。水煎服。

> 桔梗苦辛平入肺，宁肺祛痰排脓水，
> 外感咳嗽痰多治，肺痈咳吐脓血配，
> 支气管炎胸闷胀，咽痛胸膜炎痛备，
> 能降肝脏胆固醇，常和甘草配成对。

【实验参考资料】桔梗煎剂，给犬口服能促进支气管黏膜分泌物增多，从而有祛痰作用，也有消炎作用。桔梗的溶血作用相当强，故只宜口服，不能制作注射剂。桔梗皂苷有降低大鼠肝脏内胆固醇含量，增加类固醇及胆酸的分泌。在试管内桔梗对絮状表皮癣菌有抑制作用。家兔内服桔梗的水或乙醇提取物，均可使血糖下降；对四氧嘧啶引起的家兔糖尿病，其降低血糖的作用更加显著；肝糖原的降低在用药后也可恢复。

葶　苈　子

【附方】治胸闷气短心悸方：葶苈子，大枣，玉竹。水煎服。

> 葶苈辛苦寒入肺，又入膀胱泻金肺，
> 利水祛痰定喘好，咳喘痰多效功倍，
> 胸胁满闷水肿证，小便不利强心类。

【实验参考资料】本品具有强心作用，在猫的心肺装置实验中，对水合氯醛形成的衰弱心脏，能使其心肌收缩加强，输出量增加，血压随之轻度升高，静脉压下降，并有平喘作用。

竹　茹

【附方】治痰湿呕吐方：竹茹，半夏，陈皮，甘草。水煎服。

【实验参考资料】竹茹粉对白色葡萄球菌、枯草杆菌、大肠杆菌、伤寒杆菌等均有较强的抑制作用。

> 竹茹微寒甘入胃，清热凉血化痰美，
> 止呕主治胃热吐，妊娠恶阻胎动慰，
> 肺热咳嗽吐衄血，崩漏呃逆惊痫畏，
> 强抑球菌枯草菌，大肠伤寒杆菌溃。

礞　石

【附方】治脏躁抽搐、痰迷心窍方：礞石，僵蚕，当归，白芍，茯苓，白术，薄荷，猪牙皂，半夏，天竺黄，钩藤，甘草。水煎服。

> 礞石甘咸平入肝，坠痰下气止痉安，
> 顽痰结聚胸膈胀，热痰上壅咳嗽喘，
> 大便秘结癥瘕平，癫狂惊痫癖积痊。

【实验参考资料】本品含二氧化矽、矾土等。

瓦楞子

【附方】

1. 治胃十二指肠溃疡方　煅瓦楞子，甘草。共研细末。每次服 3～6 克，每日 3 次。共治 50 例，有效率为 92%。

> 瓦楞甘咸平入肺，胃脾肝经制酸类，
> 化痰软坚散结积，胃酸过多胃肠溃，
> 瘀血积块癥瘕痞，老痰积结牙疳瘰。

2. 治晚期血吸虫病，肝脾肿大方　瓦楞子，穿山甲，生雷丸，生水蛭等炼蜜为丸。共治 101 例，肝脏缩小有效率为 93%，脾脏缩小有效率为 86%。

【实验参考资料】本品含碳酸钙、磷酸钙制胃酸力强。

海　藻

【附方】

1. 治瘿瘤、淋巴结核方　海藻，土贝母，香附，夏枯草。水煎服。

2. 治心绞痛方　海藻，昆布，桃仁，红花，山楂。水煎服。

> 海藻苦咸寒入肝，肺胃脾肾消顽痰，
> 软坚散结治瘿瘤，淋巴结核土贝添。
> 香附枯草同煎服，心绞痛昆桃红山。

【实验参考资料】本品水浸剂对堇色毛癣菌、同心性毛癣菌、铁锈色小孢癣菌等皮肤真菌有一定抑制作用，能使甲状腺肿大缩小，乳腺萎缩，乳汁分泌减少，又能降低血压，水剂较酊剂强。

昆　布

【附方】治瘿瘤心悸方：昆布，牡蛎，茯神，枣仁，柏子仁，石决明。水煎服。

> 昆布咸寒入胃肝，消痰软坚使结散，
> 主治淋巴结核病，甲状腺肿气管炎，
> 噎膈水肿睾丸痛，降压腹癌蝎蜈添。

【实验参考资料】本品对甲状腺肿的作用，是由于所含的碘化合物引起的。昆布可用来纠正缺碘而引起的甲状腺功能不足，同时也可以暂时抑制甲状腺功能亢进的新陈代谢率而减轻症状，但不能持久，可用于手术前的准备。碘化物进入组织及血液后，尚能促进病理产物如炎症渗出物的吸收，并能使病态的组织崩溃和溶解，故对活动性肺结核一般不用。海带氨酸具有降压作用，它不影响闭塞两侧颈总动脉或注射去甲肾上腺素引起的升压反应。体内及体外实验中，它都能抑制心跳振幅，但不影响心跳频率。本品对平滑肌有显著的抑制作用，如小肠、支气管等；并能对抗乙酰胆碱之效力（为罂粟碱的0.8%），海藻根粗提取液对豚鼠有平喘作用，对大鼠、猫的咳嗽有一定的镇咳作用。小鼠口服海带、昆布、全蝎、蜈蚣等之复方（化癌丹），水煎服，对艾氏腹水癌有抑制作用。

荸　荠

【附方】治阴虚便秘方：荸荠汁，藕汁，梨汁，乳汁，蜂蜜。饮之。

> 荸荠甘寒肺胃肠，清热生津化痰良。
> 消积明目退云翳，主治热病津液伤，
> 咽痛黄疸口腔炎，肺热咳嗽麻疹畅，
> 降压瘰疬痔出血，草治呃逆利尿强。

【实验参考资料】荸荠英对金黄色葡萄球菌、大肠杆菌及产气杆菌有抑制作用。本品不耐热，不溶于有机溶媒，不被动物炭吸附。

二十一、止咳平喘药

杏　仁

【附方】治咳嗽气喘方：杏仁、紫苏子各10克，麻黄、贝母、甘草各6克。水煎服。

> 杏仁苦辛有小毒，入肺大肠咳嗽除，
> 润肠止咳平喘息，麻黄甘草贝紫苏，
> 大便秘结可润下，大量服食可中毒，
> 静脉注射易溶血，氢氰酸毒命呜呼。

【实验参考资料】口服少量苦杏仁，因所含的苦杏仁苷在体内慢慢分解，逐渐产生微量的氢氰酸，对呼吸中枢有镇静作用，使呼吸运动趋于安静而达镇咳、平喘的作用，大量地服食苦杏仁易产生中毒症状；苦杏仁分解大量的氢氰酸，对延髓各生命中枢先刺激后麻痹，并控制酶的活动，阻碍新陈代谢，引起组织窒息。

紫　菀

【附方】治肺伤痨热咳嗽痰血方：紫菀，知母，贝母，人参，茯苓，五味子，甘草，桔梗，紫珠草，阿胶。水煎服。

> 紫菀苦辛温入肺，温肺化痰止咳嗽，
> 风寒咳嗽气逆喘，支气管炎结核收，
> 咯血佐用紫珠草，艾氏腹水癌伤愁，
> 抑制杆菌和球菌，病毒真菌也不留。

【实验参考资料】体外实验本品对金黄色葡萄球菌、大肠杆菌、宋内痢疾杆菌、变形杆菌、伤寒杆菌、副伤寒杆菌、绿脓杆菌、霍乱弧菌等均有抑制作用，对常见致病性皮肤真菌也有抑制作用。水煎剂在鸡胚尿囊中对流感病毒有明显的抑制作用，对艾氏腹水癌有抗癌作用。紫菀皂素能使动物呼吸道分泌物增加，而有祛痰作用。从紫菀根部的醇提取物中分离出一种无色针状结晶，对小鼠实验性咳嗽有镇咳作用。紫菀黄色素有利尿作用。本品含皂苷，有强烈的溶血作用，故不宜注射使用。

马兜铃

【附方】治肺痨咳血方：马兜铃，阿胶，牛蒡子，甘草，杏仁，百部，白及，羚羊角。水煎服。

> 兜铃微辛苦性寒，入肺大肠止咳喘，
> 清肺降气治咳嗽，痰稠气喘咯血安，
> 慢性支气管炎病，百日咳病失音还，
> 抑制肺炎球菌好，皮肤真菌痨痫痉。

【实验参考资料】用测定麻醉兔呼吸道黏液分泌的方法证明，口服马兜铃煎剂（1克/千克）有微弱的祛痰作用，效果不如紫菀及天南星。体外豚鼠支气管肺灌流试验证明，1%浸剂可使其舒张，并能对抗毛果芸香碱、乙酰胆碱及组胺所致的支气管痉挛。马兜铃煎剂对金黄色葡萄球菌、肺炎球菌、史氏痢疾杆菌均有抑制作用。马兜铃水浸剂对常见致病性皮肤真菌有不同程度的抑制作用。

枇杷叶

【附方】润肺止咳化痰方：枇杷叶，贝母，半夏，陈皮，杏仁，甘草。水煎服。

> 杷叶苦凉或微寒，能入肺胃化痰涎，
> 止咳和胃降逆气，治肺咳喘气管炎，
> 胃热呕吐咳血衄，显抑金白葡球全，
> 肺炎双球福氏痢，止咳化痰用之善。

【实验参考资料】枇杷叶的油脂质，有轻度祛痰作用。动物实验证明，枇杷叶水煎液及其乙酸乙酯提取部分有抑菌、平喘和祛痰作用，据观察止咳作用强，祛痰作用差。对单纯型气管炎较好；对哮喘则无效。枇杷叶及其乙酸乙酯提取部分对金黄色葡萄球菌、白色葡萄球菌、肺炎双球菌、福氏痢疾杆菌均有较明显的抑制作用。

百　部

【附方】治头癣方：百部10克，白鲜皮10克。取75%乙醇200毫升，加入上药浸泡48小时，涂擦患部。

> 百部甘苦入肺温，小毒杀虫止痒纯，
> 润肺止咳治结核，支气管炎癣湿疹，
> 阿米巴痢百日咳，钩蛔蛲虫灭蛆神，
> 皮肤瘙痒皮炎病，抑制病毒杆球菌。

【实验参考资料】百部煎剂及叶百部乙醇浸液对多种致病菌如结核杆菌、白喉杆菌、绿脓杆菌、痢疾杆菌、副伤寒杆菌、肺炎杆菌、鼠疫杆菌、炭疽杆菌、霍乱弧菌、脑膜炎球菌等都有不同程度的抑制作用。蔓生百部水浸液，在体外对某些致病真菌有一定的抑制作用，但也有报道说对真菌并无抗菌作用。百部能降低亚洲甲型流感病毒对小鼠的致病力，对未感染流感病毒的小鼠有一定的预防作用；对已感染的小鼠也有治疗作用。

洋　金　花

【附方】治哮喘：洋金花（曼陀罗花）、烟叶各等份搓碎作烟吸，喘哮即停。用量最多 0.002 4 ~ 0.006 克，不可过量，以防中毒。儿童忌用，青光眼、风湿性心脏病患者禁用，高血压病患者慎用。

> 洋金花辛苦温毒，入心大肠胃肺主，
> 定喘止咳除风湿，麻醉主治哮喘住，
> 胃肠风湿关节痛，损伤疼痛麻醉术。

【实验参考资料】白曼陀罗花的主要有效成分为东莨菪碱，有显著的镇静作用，一般剂量可使人感觉疲倦，进入无梦之睡眠。它还能解除情绪激动，产生健忘。个别患者可产生不安、激动、幻觉乃至谵妄等阿托品样兴奋症状。本品与冬眠药物合用（在某些情况下，可不用或少用冬眠药），广泛用于中药麻醉。实验者初步认为，若将本品与草乌制剂同用，可能会增强麻醉作用，并能互相抵消其副作用。如草乌生物碱之毒性表现中有许多副交感神经系统兴奋现象，如流涎、出汗、腹泻等，均可为曼陀罗制剂所对抗。洋金花总碱注射液对解救有机磷农药中毒有良好效果。它与阿托品有同样的解除血管痉挛的作用，因此能改善微循环及组织器官的血液灌注而有抗休克的功效。

二十二、开窍安神镇静熄风药

（一）芳香开窍药

石 菖 蒲

【附方】 烟熏消毒方：石菖蒲，艾叶，雄黄。可作为烟熏消毒。

> 石菖蒲辛温芳香，能入心肝胃脾乡，
> 开窍益智能祛湿，宽胸豁痰解毒方，
> 神昏健忘治多梦，癫痫耳聋痈痛疮。

【实验参考资料】 石菖蒲中挥发油，小剂量对动物有镇静作用，并能增强戊巴比妥钠的麻醉作用。石菖蒲内服能促进消化液的分泌及制止胃肠异常发酵，并有弛缓肠管平滑肌痉挛的作用。挥发油对小鼠有较强的降温作用。石菖蒲煎剂在体外的筛选实验中，初步证明能杀死腹水癌细胞。本品对常见致病性真菌均有不同程度的抑制作用。

冰 片

【附方】

1. 治鼻衄方 冰片2~3片，研细吸入鼻内。

2. 预防鼻衄 当患者自觉鼻腔干燥时，即用冰片2~3片，研细吸入鼻内，流清涕而鼻内有轻松感觉即不出血。

> 冰片辛苦性微寒，入心肺脾通窍宣，
> 散热明目消肿痛，治鼻衄血神昏现，
> 乳蛾眼咽中耳炎，耳聋痰迷发惊痫，
> 面疮痈肿烧伤痔，蛲虫霉菌阴道炎。

【实验参考资料】 本品作用与樟脑相似，应用于局部对感觉神经的刺激很轻，而有某些止痛及温和的防腐作用。在体外较高浓度（0.5%）有抑菌作用，可用于神经痛或消炎。黏膜、皮下组织均易吸收，在体内与葡萄糖醛酸结合后排出体外。冰片在试管内能抑制猪霍乱弧菌、大肠杆菌、金黄色葡萄球菌的生长。

麝　香

【附方】

1. 治痈疡初起红肿疼痛或肿痛不仁方　麝香 4.5 克，雄黄 15 克，乳香、没药各 30 克（去油）。共研细面，加黄米粉 23 克，调为丸如莱菔子

> 麝香辛温气芳香，能入心脾肺肝脏，
> 辟秽开窍通经络，活血化瘀下胎方，
> 惊痫昏迷风痰厥，心腹暴痛跌打伤，
> 痈疽肿毒癥块积，抑制诸菌消炎强。

大。每服 3~10 克，每日 2 次，热酒送下，醉覆取汗即酒醒肿消。孕妇忌服。

2. 治冠心病心绞痛方　人工麝香以乳糖压成片剂，每片含人工麝香 30 毫克。当心绞痛发作或由冠心病引起胸闷、气憋时，取 1 片含于舌下，疼痛厉害者含 1.5~2 片。

【**实验参考资料**】小剂量麝香、麝香酮和人工麝香酮能缩短戊巴比妥钠引起的睡眠时间；中等剂量的麝香酮使大鼠阳性条件反射潜伏期延长或反应消失，分化相抑制。麝香酊给家兔及犬静脉注射，有兴奋呼吸、加速心率、升高血压的作用。麝香酮及人工麝香酮的乙醚浸出液给蟾蜍静脉注射，能使大多数蟾蜍心脏收缩增强。麝香对大鼠、家兔、豚鼠的妊娠体外子宫呈明显兴奋作用，此作用产生较慢而持久；对非妊娠的体外子宫多呈抑制作用。麝香酊的稀释液在试管内能抑制大肠杆菌及金黄色葡萄球菌。对由分枝杆菌抗原注射液引起的大鼠关节炎，其消炎作用强于布他酮。

牛　黄

【附方】

1. 治高热方　牛黄 0.2 克，琥珀 1 克，大珍珠 1 个（煅研细粉）共研，冲服。

> 牛黄甘苦凉心肝，清心化痰镇惊胆，
> 主治高热神昏迷，谵语狂躁惊癫痫，
> 咽喉肿痛口舌疮，痈疽肿毒并痰涎，
> 少量能升红细胞，大量反把红胞斩。

2. 治乳炎、岩、横痃、瘰疬、流痰、流注、小肠痈方　牛黄 0.1 克，麝香 4.5 克，乳香、没药（去油）各 3 克。共研细粉与黄米饭 30 克捣烂为丸。每次陈酒送下 10 克。若患病部位在上部，临卧时服；在下部，空腹服。

【**实验参考资料**】本品与中枢神经兴奋药有拮抗作用，与水合氯醛及巴比妥钠等中枢神经抑制药有协同作用，此外尚有抗惊厥、解热及利胆的作用。小剂量有促进红细胞新生及增加血色素的作用。牛黄所含的维生素 D 为促进红细胞新生的主要因素；大剂量反而有破坏红细胞的作用。

（二）安神药

朱　砂

【附方】治心悸方：朱砂0.3克，猪心1个。将朱砂装入猪心中熟煮后食之。

【实验参考资料】朱砂有镇静催眠作用，外用能抑制、杀灭皮肤细菌及寄生虫。

> 朱砂甘凉入心经，安神解毒又定惊，
> 明目主治惊风痫，心悸失眠并多梦，
> 眩晕目昏痈疡毒，咽喉肿痛疥癣平。

牡　蛎

【附方】

1. 治五更水泻日数十次、肝脾肿大、口渴多饮、发热者方　牡蛎30克，水煎服。3日后用牡蛎60克与煎渣同煎；6日后再加入原渣内90克，以愈为度。

2. 治肠结核腹泻方　牡蛎30～90克，白花蛇舌草15～30克，百部10～15克。水煎服。

> 牡蛎入肝胆肾凉，咸涩软坚又潜阳，
> 止汗固精制酸好，主治自汗盗汗强，
> 淋巴结核胃酸多，遗精崩漏带下方，
> 眩晕惊痫瘿瘰疬，泄泻煎服自安康。

【实验参考资料】牡蛎的酸性提取物，在活体中对脊髓灰质炎病毒有抑制作用，使感染的鼠死亡率降低。

琥　珀

【附方】治中风语謇方：琥珀，珍珠母，牛黄，全蝎。水煎或研细冲服。

【实验参考资料】琥珀主要含树脂、挥发油，另含琥珀松香高酸、琥珀银松酸、琥珀脂醇、琥珀松香醇及琥珀酸等。

> 琥珀甘平入膀胱，心肝诸经镇惊良，
> 安神利尿散瘀血，治疗惊风癫痫恙，
> 心悸失眠溲不利，尿痛尿血经闭疮，
> 产后停瘀腹疼痛，癥瘕痈疽跌打伤。

酸 枣 仁

【附方】治失眠方：酸枣仁，茯神，珍珠母。水煎服。

【实验参考资料】　酸枣仁煎剂给大鼠口服或腹腔注射均表现镇静及嗜睡，无论白天或黑夜，正常状态或咖啡因引起的兴奋状态，酸枣仁均能使白鼠表现出上述反应。酸枣仁连续应用6日，可使动物睡眠变浅，持续时间缩短。即产生耐受性，但停药1周后可消失。生枣仁与炒枣

> 枣仁酸甘平入心，肝脾胆经宁心神，
> 养血敛汗催眠剂，神经衰弱失眠深，
> 心悸盗汗睡多梦，降压子宫能兴奋。

仁的镇静作用并无区别，但生枣仁的作用较弱，久炒油枯后即失效。有人认为其镇静的有效成分可能与油有关，另有人认为与水溶性部分有关。用热板法证明酸枣仁煎剂5克/千克注射于小鼠腹腔有镇痛作用，对小鼠无论注射或口服均有降压作用。酸枣仁可引起对心血管系统的影响，如血压持续下降、心传导阻滞。本品对子宫有兴奋作用；对犬因去水吗啡引起的呕吐无抑制作用。

柏 子 仁

【附方】治心悸失眠方：柏子仁，酸枣仁，黄连，肉桂，龙骨。水煎服。

> 柏子甘平入心肝，脾胃膀胱归经全，
> 养心安神能润肠，治疗心悸与失眠，
> 遗精盗汗发脱落，便秘神经衰弱安。

【实验参考资料】柏子仁含多量的脂肪油，故有润肠作用。

远 志

【附方】治急性乳腺炎方：远志12克，白酒15克，浸片刻后煎沸20分钟，1次温服。治62例，除1例嫌味苦而改用他法外，余均于1～2日治愈。

> 远志辛苦温入肾，心肝三经益智神，
> 解郁化痰治心悸，神经衰弱健忘甄，
> 痰咳乳痈气管炎，精神昏迷惊痫斛。

【实验参考资料】远志含有皂苷，能刺激胃黏膜，出现轻度恶心，并反射性地引起祛痰，鉴于此，胃炎及胃溃疡患者应慎用。对麻醉犬、家兔之血压均有速降作用，对各种动物的体外子宫、体内子宫的收缩力和紧张度均加强。远志皂苷也有溶解红细胞的作用，溶解作用为：远志＞关远志＞桔梗，远志肉（皮部）比远志木的溶血作用强。远志乙醇浸液在体外对固紫染色阳性菌有抗菌作用，对结核杆菌中度敏感。全远志（不去心）的毒性和溶血作用为去心的远志皮的1/2，而镇静作用略强，祛痰作用近似，故远志可考虑不去心用。

合　欢

【附方】治心悸失眠、怔忡健忘方：合欢花，白术，人参，黄芪，当归，茯神，远志，酸枣仁，木香，龙眼肉。水煎服。

> 合欢甘平入心肝，又归脾肺把神安，
> 解郁用花活血皮，消肿止痛治失眠，
> 跌打损伤痛肿痛，皮治肺痈心神烦，
> 花治咽痛胸郁闷，神衰健忘眼疾痊。

【实验参考资料】在体外实验中，合欢催产素对豚鼠子宫或当人的子宫处于安静时，可引起收缩。对麻醉动物如豚鼠、兔、猫、猴静脉注射0.1~0.8毫克/千克，皆可引起血压的短暂下降；在体子宫活动的增强，妊娠子宫尤为明显，阿托品及抗组胺药不能阻断此种作用（猴除外）。对不麻醉的各种动物，在妊娠各期间给予合欢催产素，皆可于12小时内引起流产；大剂量对动物是有毒的，致死量通常并不立即引起死亡，而是在12小时后，有时至7日以后引起死亡，死亡的原因尚未能肯定。口服毒性较注射时小得多。

二十三、镇惊熄风药

珍珠母（附：珍珠）

【附方】镇静安眠方：珍珠母，朱茯神，龙骨。水煎服。

> 珍珠母甘咸性寒，入心肝肾善平肝，
> 明目镇静能止血，治眩心悸晕失眠，
> 耳鸣惊痫和抽搐，高血压病神昏谵，
> 吐衄多梦崩肉瘤，珍珠除翳生肌善。

【实验参考资料】在兔耳背做成实验性创面，使用珍珠膏12日即可完全愈合。马氏珍珠贝的乙醚提取液和盐酸提取液对于组胺引起体外豚鼠肠管的收缩有抑制作用。以马氏珍珠贝的珍珠层粉末给家兔后，血中钙离子浓度与给碳酸钙后几乎无差别。其30%硫酸水解产物含有蛋氨酸、丙氨酸、甘氨酸、谷氨酸、天冬氨酸等氨基酸，对兔耳血管及血压无作用，但能增大体外蟾蜍心跳振幅，降低体外兔肠张力，对兔有短暂的利尿作用。珍珠贝壳粉对小鼠肉瘤－180有抑制作用。

钩　藤

【附方】治高血压头晕头痛方：钩藤，当归，川芎，赤芍，生地，丹参，葛根，石决明，地龙。水煎服。

> 钩藤甘苦性微寒，能入心肝止痉挛，
> 平肝熄风治发热，神经头痛并子痫，
> 头晕目眩跌打伤，风湿关节痛可减，
> 惊厥抽搐高血压，药宜文火煎时短。

【实验参考资料】钩藤水煎剂对小鼠有明显的镇静作用，但无明显的催眠作用。其煎剂和乙醇提取物做动物实验均有降低血压的作用。其降压作用可能是由于抑制血管运动中枢，引起周围血管舒张，外周阻力降低而产生。但也有人认为钩藤的降压作用具有明显的胆碱性质，其充分降压有赖于迷走神经功能的完整性，并与乙酰胆碱有协同作用。钩藤不耐久热，在煮沸点20分钟以上，其降压有效成分会被部分破坏。

石　决　明

【附方】治高血压便秘方：石决明，草决明。水煎服。

> 石决明咸平微寒，能入肝肾善平肝，
> 潜阳清热明目佳，眩晕耳鸣惊厥安，
> 善治痨热高血压，白内障和青光眼。

天　　麻

【附方】治眩晕头痛方：天麻，钩藤，菊花，女贞子。水煎服。

【实验参考资料】天麻对豚鼠实验性癫痫有效，并可防止其因剪毛所致休克或死亡，它抑制癫痫发作的作用开始较苯妥英钠稍缓，但作用持久。天麻可对抗戊四氮引起的小鼠痉挛性

> 天麻辛甘微温平，入肝熄风又定惊，
> 主治头目眩晕痛，高血压症儿痫痉，
> 口眼㖞斜肢体麻，言语謇涩痹痛病。

惊厥的作用，减少其发作次数，并推迟其发作时间；对小鼠实验性疼痛有镇痛作用。

地　　龙

【附方】治腮腺炎方：活地龙入清水中1日取出，加白糖后即化成浆汁，外涂患处即可。

【实验参考资料】地龙对多数动物有缓慢、持久的降压作用。其浸剂

> 地龙入脾肺胃肝，归肾咸寒镇痉喘，
> 清热平肝降血压，舒筋活络利小便，
> 高热烦躁抽惊治，气管哮喘血压减，
> 半身不遂关节痛，尿涩癥瘕湿疹丹。

对豚鼠实验性哮喘有平喘作用，适量对体外蛙心可使心跳增强。动物实验证明本品有解热、镇静、抗惊厥作用，有抗组胺的作用。

全　　蝎

【附方】治抽搐方：全蝎，蜈蚣。共研细冲服。

【实验参考资料】动物实验证明，全蝎有一定的抗惊厥作用，但没有蜈

> 全蝎甘辛平入肝，有毒祛风解痉挛，
> 攻毒消肿治惊抽，半身不遂歪口眼，
> 淋巴结核破伤风，癫痫疮疡肿毒散。

蚣显著。全蝎制剂给犬灌胃、肌内注射及静脉注射均有显著持久的降压作用，实验者认为可影响血管运动中枢的功能，扩张血管，直接抑制心脏活动；并能减低肾上腺素的增压作用。在清醒动物身上可见显著的镇静作用，但并不能使动物入眠，这些因素可能与其降压机制有关。用蝎毒素注射于

蛙、豚鼠、家兔等动物，均可能产生中毒现象，其毒性加热至 100 ℃经 30 分钟即被破坏。全蝎煎剂或提出物的降压作用较浸剂作用持久。

蜈 蚣

【附方】 治黄癣方：蜈蚣 5 条，全蝎 5 个，轻粉 3 克，甘草 3 克，栀子 3 克，黄蜡 10 克，香油 60 克。将上药（除黄蜡外）均放入香油内，用文、武火熬枯去药渣，离火，然后下黄蜡熔化搅匀即成软膏。用时先以艾叶 10 克、白鲜皮 10 克煎水洗头，洗净后再涂药膏。每日 1 ~ 2 次。

> 蜈蚣辛温毒入肝，熄风镇痉解毒宽，
> 治破伤风惊风抽，角弓反张口噤缓，
> 颜面神经麻痹疗，骨髓炎与恶疮癣，
> 协同水蛭抑癌肿，又抑真菌结核全。

【实验参考资料】 蜈蚣水蛭注射能使小鼠的精原细胞发生坏死、消失，这说明对肿瘤细胞有抑制作用。利用死亡癌细胞易被低浓度的伊红着色的特点，体外实验证明蜈蚣水蛭注射液的癌细胞红染率为阳性。蜈蚣水蛭对小鼠肝癌瘤体的抑制率为 26%，属于微效，对网状内皮细胞功能有增强作用，但长期应用对肝脏有损伤。化癌丹（内含昆布、海藻、龙胆草、全蝎、蜈蚣、醋炒大米等）对小鼠艾氏腹水癌有抑制作用。蜈蚣水浸剂（1∶4）在试管内对堇色毛癣菌、许兰黄癣菌、奥杜益小芽孢癣菌、腹股沟表皮癣菌、红色表皮癣菌、紧密着色芽生菌等皮肤真菌有不同程度的抑制作用。

羚 羊 角

【附方】 治中风不语方：羚羊角，钩藤，天麻，黄芩，僵蚕，全蝎，牛黄，红花，当归，丹参，地龙，葛根，槐米，珍珠，琥珀，郁金，菖蒲，天竺黄。上药中的珍珠、羚羊角、牛黄研细冲服，余药水煎服。

> 羚羊咸寒入心肝，平肝熄风镇惊烦，
> 清热解毒退高热，神昏谵语躁狂安，
> 惊风癫痫头晕痛，目赤翳膜能消散。

【实验参考资料】 羚羊角煎剂能降低咖啡因所致蟾蜍及小鼠的惊厥率，并增高恢复率，但对士的宁所致惊厥则无效，也不能增强苯巴比妥钠对蟾蜍及小鼠的毒性，对因伤寒、副伤寒甲乙三联菌苗引起发热的家兔有解热作用。羚羊角外皮浸出液能增加动物对缺氧的耐受力，有镇痛作用。

僵 蚕

【附方】 治口眼㖞斜方：僵蚕，白附片，全蝎，蜈蚣。水煎服。

【实验参考资料】 僵蚕醇、水浸出液对小鼠和兔有催眠作用，小鼠口服 0.5 克/20 克、皮下注射 0.25 克/20 克约等于皮下注射 50 毫克/千克苯巴比妥的催眠效力。人工僵蚕煎剂有对抗士的宁所致的小鼠惊厥的作用。僵蛹也有上述作用，且略优于白僵蚕。此外僵蛹尚能抑制小鼠肉瘤–180（需进一步肯定）。临床试用证明僵蛹对胆固醇增高而引起的高血压和崩漏有较好效果。

> 僵蚕入肝胃和肺，辛咸性平祛风贼，
> 解痉化痰治惊风，痉挛抽搐头痛辈，
> 扁桃喉炎并失音，瘰痒丹毒瘰疬畏，
> 风疮隐疹乳腺炎，结核空洞白及配。

二十四、补养药

（一）补气药

人　参

【附方】急救心源性休克方：人参 10 ~ 30 克。煎服或炖服；也可以人参注射液（每毫升含生药 0.57 克）2 ~ 4 毫升，肌内注射或静脉注射。

人参入脾胃甘温，微苦补气津液霖，固脱安神益智妙，治气短促心悸顺，休克虚脱吐泻证，健忘失眠渴汗珍，脉微欲绝崩漏瘘，食少倦怠头眩晕。

【实验参考资料】根据对动物的脑电图及条件反射方法的研究，人参主要是加强大脑皮层的兴奋过程，同时也能加强抑制过程，改善神经活动过程的灵活性。以条件活动作指标，人参对大脑皮层的兴奋作用，强于苯丙胺、咖啡因、地巴唑、士的宁，而略逊于北五味子。在人体，人参同样能加强大脑皮层的兴奋过程。它还能提高人的一般脑力和体力的功能。人参对人有显著的抗疲劳作用，而维生素 B_{12} 则无。人参对中枢神经系统具有兴奋作用，但大剂量时反而有抑制作用。人参与刺五加、北五味子等相似，能增强机体对各种有害刺激的防御能力。长期服用人参的家兔，可防止由静脉注射疫苗引起的发热反应；减轻由注射牛奶、松节油或由耳郭局部冻伤所引起的全身炎症反应，促进某些实验性损伤的愈合；减弱某些毒物如苯、苯肼、四乙铅、三甲酚磷酸等对机体的作用。对维生素 B_1、维生素 B_2、缺铁引起的症状及过敏性休克有某些良好影响等。对实验性糖尿病犬在应用胰岛素的基础上，使用人参可改善一般症状，降低血糖，但不能完全纠正其代谢障碍。人参对糖代谢的作用原理尚待阐明。其提取物在适当剂量时，对家兔也能增加体重，使血浆白蛋白与球蛋白的比值上升。口服能产生抗利尿作用，与去氧皮质酮相似。不同的人参制剂对体外蟾蜍心脏及在体兔、猫、犬的心脏皆有某些增强作用。用阿托品后，强心作用仍在，心率不复变快。人参还能减弱或消除由氯仿－肾上腺素引起的心率不

105

整。对麻醉动物，人参在小剂量时可使血压轻度上升，大剂量则使血压下降，降压可能与血管扩张有关，用阿托品可抑制此种扩张。对动物的冠状动脉、脑血管、眼底血管也有扩张作用，并可能与交感神经有关，也有人认为其中含胆碱样物质为引起降压的部分原因。

人参水浸液与红细胞作用，可引起变色及混浊沉淀，但不溶血；长期服用小剂量，可使网状内皮系统功能亢进；剂量过大，则呈相反作用。人参总苷及多糖部分对动物的放射病有预防及治疗作用。朝鲜人参醚提取物对小鼠肉瘤－180、腺癌755有抑制作用，但对动物本身也呈显著毒性，对白血病－1210则无效。

党　参

【附方】

1. 治脏器下垂、胸腹膜胀、消化不良方　党参15克，黄芪15～30克，白术12克，陈皮10克，升麻10克，柴胡10克，当归15克，生枳壳15～120克，砂仁6克，肉桂5～12克，广木香3克。水煎服。

> 党参甘平入肺脾，健脾益气补血液，
> 生津主治脾胃弱，自汗气血亏乏力，
> 食少气短悸渴泻，子宫直肠脱垂提，
> 增加红细胞效好，降低白细胞也宜。

2. 治心力衰竭方　党参20克，五味子10克，麦冬15克，玉竹10克，炙甘草10克。水煎服。

【实验参考资料】党参可使红细胞增加，而使白细胞减少；使白细胞中的中性比例增多，而淋巴细胞减少。截除脾脏后，党参尚有增加红细胞的作用，血色素量增加，但增加的数不大，白细胞则不减少。但此种现象皆不如脾脏存在时明显。党参对于因化学疗法及放射疗法引起的白细胞下降，有使其升高的作用。党参有轻微升高血糖作用。党参注射液能使家兔凝血时间缩短。党参有抑制体外蛙心的作用，但不使其停跳，还能引起大鼠体外子宫明显收缩。

黄　芪

【附方】治肾炎方：黄芪，当归，益母草，冬青叶。水煎服。

> 黄芪微温其味甘，入脾与肺补气先，
> 生血利水善固表，托疮排脓生肌鲜，
> 虚汗久泻肛脱出，肾炎浮肿疮不敛，
> 强心降压利尿剂，扩张血管抑菌全。

【实验参考资料】正常大鼠饲以黄芪粉末的食物1周后，测其耗氧量比服药前增加，能加强正常心脏收缩，对衰竭的心脏有强心作用；能使冠状血管和肾脏血管扩张及全身末梢血管扩张，皮肤血循环畅盛，使高血压患者血压下降。实验者在自己身上进行了利尿实验，证明黄芪有中等的利尿作用。黄芪粉末加入饲料中给大鼠喂服 3 日，有阻抑实验性肾炎的作用。黄芪对小鼠有镇静作用，能维持数小时。家兔口服黄芪，可使血糖明显下降。在体外对志贺痢疾杆菌、炭疽杆菌、甲型溶血性链球菌、乙型溶血性链球菌、白喉杆菌、假白喉杆菌、肺炎双球菌、金黄色葡萄球菌、柠檬色葡萄球菌、枯草杆菌等均有抑制作用。

山　药

【附方】治小儿多涎症方：生山药 30 克，炒白术 15 克。水煎后频服。

【实验参考资料】山药内含大量淀粉及黏蛋白，其中所含黏蛋白在体内水解为有滋养作用的蛋白质和碳水化合物，而所含淀粉酶有水解淀粉成为葡萄糖的作用，对糖尿病有一定疗效。

> 山药入肺与脾肾，甘平健胃止泻神，
> 补肺益肾治虚泻，肠炎虚喘肾炎饮，
> 糖尿遗精和带下，肺肾虚弱小便频。

白　术

【附方】利尿消肿方：白术，泽泻，猪苓，茯苓，肉桂。水煎服。

【实验参考资料】白术具有明显而持久的利尿作用，对各种动物如大鼠、兔、犬都有作用。白术不仅增加水的排泄，也促进电解质特别是钠的排出。它不影响垂体后叶激素的抗利尿作用，因此白术增加水的排泄，可能主要不是影响水的主动性重吸收，而是续发于电解质重吸收的减少，既有汞撒利一样排泄氯、钠的作用，又有增高尿中二氧化碳容量、pH 值及增加钾排泄，减少铵排泄的醋唑磺胺样的特点。白术稍有降低血糖的作用，并有增加钠蛋白、纠正球蛋白比例的作用，白术对于因化学疗法或放射疗法引起的白细胞下降，有使其升高的作用。小鼠内服煎剂有保护肝脏，防止四氯化碳引起的肝糖原减少作用。健康人服用1：20煎剂，每次 1 汤匙，每日 3 次，4 日后凝血酶原时间及凝血时间均显著延长，停药后十余日才恢复正常；乙醇浸出液也有效果，但维持时间较短。水浸液在试管内对絮状表皮癣菌、星形奴卡菌有抑制作用，煎剂对脑膜炎球菌也有抑制作用。

> 白术苦甘温脾胃，健脾益胃止汗累，
> 燥湿利尿治湿痹，痰饮黄疸浮肿退，
> 消化不良食少泻，溲涩自汗胎动慰，
> 升白细胞降血糖，脑炎球菌癣菌危。

黄　精

【附方】治脱发方：黄精，首乌，当归，党参，旱莲草，侧柏叶，葛根，羌活，杞果。水煎服。

> 黄精入脾肺肾经，甘平养阴津液生，
> 补脾润肺治结核，津亏口干糖尿病，
> 动脉硬化高血压，倦怠乏力脚癣重，
> 抑制结核诸癣菌，堇色毛皮癣菌溶。

【实验参考资料】黄精浸膏经口给家兔，其血糖含量起初正常，渐次增高，然后降低，并对肾上腺素引起的血糖过高有显著的抑制作用。其水浸液、乙醇水浸液和30%乙醇浸出液有降低麻醉动物血压的作用。动物实验证明，黄精具有防止动脉粥样硬化的效果。水煎剂对痢疾杆菌有抑制作用。黄精的结晶成分对伤寒杆菌、金黄色葡萄球菌也有抑制作用。黄精在试管内对抗酸菌有抑制作用，其煎剂对实验性豚鼠结核病有显著的抑菌效果，且能改善豚鼠健康状况，其疗效与异烟肼接近。其1:10浓度对腺3病毒有延缓作用，对疱疹病毒有抑制作用。黄精醇提水溶液浓度2%以上便开始对多种真菌有抑制作用，如堇色毛癣菌、红色表皮癣菌等。其水抽出物对石膏样毛癣菌及考夫蔓－沃尔夫代表皮癣菌有抑制作用。黄精对常见致病性皮肤真菌也有抑制作用。

甘　草

【附方】

> 甘草入脾肺胃经，甘平清热解毒灵，
> 润肺止咳调诸药，炙有补脾益气功，
> 主治咽肿溃疡癌，肝炎降酶肝损充，
> 癫病痈毒炙治溏，食少痨热咳悸惊。

1. 治尿崩方　甘草粉5克，每日服4次。

2. 治支气管哮喘方　甘草粉5克，每日服3次。

3. 治血小板减少性紫癜方　生甘草30克，水煎2次，上、下午分服。

4. 治腓肠肌痉挛方　甘草流浸膏，成人10~15毫升，每日服3次。

5. 治先天性肌强直　甘草粉3克，每日服3次。进低盐饮食，每个疗程15日。

6. 治血栓性静脉炎方　甘草50克，水煎均分3次，饭前服。

7. 治血栓性脉管炎方　甘草流浸膏，每日服15毫升，分3次服。

8. 治过敏性皮炎、湿疹方　甘草30克，水煎洗。

【实验参考资料】甘草甜素或其钙盐有较强的解毒作用，对白喉毒素、破伤风毒素有较强的解毒作用，对于一些过敏性疾患、动物实验性肝炎、河豚毒及蛇毒也有解毒作用。甘草有祛痰作用，能促进咽喉及支气管的分泌，使痰容易咯出。甘草次酸衍化物对豚鼠及猫的实验性咳嗽均有显著的镇咳作用。甘草的各种制剂对大鼠实验性胃溃疡有明显的抑制作用。其水提物有保护胃黏膜、治疗胃溃疡的作用。据临床与药理研究室观察，甘草水提物能增加胃黏膜细胞的己糖胺成分，使胃黏膜不受损害。对胃液分泌的影响，甘草流浸膏灌胃后，能吸附胃酸，故能降低胃酸浓度，但吸附后也能发挥作用，对基础分泌量也有抑制作用。其煎剂、浸膏对动物体外肠管均有抑制作用，对乙酰胆碱、氯化钡、组胺等引起的肠痉挛有解痉作用。甘草对动物体外肠管及体内胃均有松弛作用。对于动物实验性肝损伤，使其肝脏变性和坏死明显减轻。甘草次酸对于大鼠实验性骨髓瘤及腹水肝癌均有抑制作用，并有肾上腺皮质激素样作用。甘草次酸产生肾上腺皮质激素样作用的原理，有人认为，甘草次酸的化学结构与肾上腺皮质激素相似，其作用也相似，系一种直接作用；也有人认为是一种间接作用，即甘草次酸抑制了肾上腺皮质固醇类在体内的破坏，因而血液中皮质类固醇含量相应增加，而呈现较明显的肾上腺皮质激素样作用。甘草有对抗乙酰胆碱的作用，并能增强肾上腺素的强心作用。甘草酸胺、甘草次酸钠能有效地影响皮下肉芽囊性炎症的渗出期及增生期，其作用强度弱于或接近于可的松。甘草酸的各种制剂的抗炎作用，以琥珀盐酸的活性较高，但毒性也大。

大 枣

【附方】 治非血小板减少性紫癜：大枣，每日吃 3 次，每次 10 枚，至紫癜全部消退为止。一般每人需大枣 500 ~ 1 000 克。

> 大枣入脾胃甘温，补脾和胃益生津，
> 养心治悸虚泻汗，紫癜脏躁失眠镇，
> 皮苦涩温止血泻，气管肠炎崩痢顿，
> 根甘性温行气血，调经治崩白带甄。

【实验参考资料】 小鼠每日灌服大枣煎剂，共 3 周，体重的增加较对照组明显延长，证明有增强肌力的作用。被四氯化碳损伤肝脏的家兔，每日喂给大枣煎剂，共 1 周，血清总蛋白与白蛋白较对照组明显增加。以上实验说明大枣有保护肝脏、增强肌力和增加体重的功效。

（二）补阳药

鹿 茸

【附方】 治血小板减少和再生障碍性贫血方：取鹿茸内骨髓，用白酒浸渍，制成 20% 的鹿茸血酒。每次 10 毫升，每日服 3 次。对血常规和症状都有不同程度的改善。

【实验参考资料】 鹿茸粉末灌胃或鹿茸浸膏注射，对于健康成熟的家兔有增加红细胞、血色素及网织红细胞的作用。本品能增强机体的工作能力，加速清除疲劳，通过脊髓神经有

> 鹿茸甘咸温肾肝，元阳气血精髓添，
> 强筋壮骨治肾虚，精血不足面黄残，
> 头晕眼花耳鸣聋，阳痿滑精腰膝酸，
> 崩带疮陷溃不愈，调整心率血改善。

选择性地提高其碳水化合物代谢的作用，并能促进胃肠的蠕动与分泌的功能，从而达到增进食欲的作用。鹿茸能促进溃疡和创面的再生过程，加速其愈合，特别对化脓性感染的创伤，能迅速促其痊愈，并能促进骨折愈合。动物实验表明，鹿茸中等剂量能显著地增强体外心脏的收缩，这种作用在已疲劳的心脏上更为显著；对节律不齐的体外心脏，可使节律恢复。大剂量时，一般呈抑制，心脏收缩减弱，心率减慢，周围血管扩张，血压降低。鹿茸精使慢性循环障碍患儿的脉搏充盈，心音更为响亮，收缩期和舒张期的血压均有升高。

紫 河 车

【附方】 治肾虚阳痿早泄方：紫河车、海狗肾各等份。共研细末，装入胶囊口服，每次 3 克，每日服 2～3 次。

> 胎盘入心肺肝肾，甘咸性温补气纯，
> 养血益精治体弱，贫血虚喘盗汗斟，
> 神经衰弱遗精痿，子宫肌炎不受孕，
> 治白细胞减少症，增强抗力抗过敏。

【实验参考资料】 本品有促进乳腺和女性生殖器官发育的作用，能增强机体抵抗力或免疫及抗过敏的作用。

骨 碎 补

【附方】

1. 治链霉素毒性及过敏反应方骨碎补（干片）15 克。水煎分 3 次服，每日 1 剂。若需要可长期服用。

> 碎补苦温入肾肝，补肾壮骨折伤安，
> 活血能祛风湿痛，跌打损伤骨折疼，
> 瘀血作痛肾虚泻，风湿关节炎鸡眼，
> 耳鸣牙痛或斑秃，防治链霉素敏善。

对已知有链霉素毒性反应者，可同时使用本药。从临床使用提示，其主要作用在于解除链霉素对第八对脑神经和三叉神经下颌支的毒性作用。

2. 治疣和鸡眼方　骨碎补 10 克，碾成粗末，放入 95% 乙醇 100 毫升中浸泡 3 日备用。用时先将足部鸡眼或疣子用温水洗泡柔软，再用小刀削去外

层厚皮，然后涂擦骨碎补乙醇浸剂，每2小时1次，连续4~6次，每日至多10次，10~15日即痊愈。

冬虫夏草

【附方】治肺结核方：冬虫夏草，贝母、白及、百部。水煎服。

【实验参考资料】虫草浸剂，可显著扩张动物支气管平滑肌，而有平喘的作用；对动物肠管、子宫及心脏均有抑制作用；对小鼠有镇静及催眠作用。水煎剂对人型、牛型结核杆菌及耻垢杆菌均无抑制作用，对肺炎球菌有抑制作用。冬虫草素是一种淡黄色结晶粉末，能抑制链球菌、鼻疽杆菌、炭疽杆菌、猪出血性败血症及葡萄球菌的生长，对须疮癣菌、羊毛状小芽孢癣菌等真菌均有抑制作用。

蛤 蚧

【附方】治虚劳咳嗽方：蛤蚧，百部、白及、牡蛎、贝母、沙参。水煎服。

【实验参考资料】蛤蚧的提取物给小鼠注射后，前列腺、精囊、提肛肌的重量均有所增加，而呈雄性激素样作用。蛤蚧的乙醇浸出物给小鼠注射后，可使其交尾期延长，在杀死后看到卵巢、子宫肥大，与注射雌性激素相似。蛤蚧提取液表现雄性激素样作用，其效力较蛇床子、淫羊藿、海马为弱。

肉 苁 蓉

【附方】润肠通便方：肉苁蓉，莱菔子、知母、火麻仁、白术、当归、柏子仁。水煎服。

【实验参考资料】肉苁蓉稀释乙醇浸出物加入饮水中饲养幼大鼠，其体重增长较对照组快。水浸剂、乙醇－水浸出液和乙醇浸出液试验于犬、猫及兔等麻醉动物证明，有降压作用。肉苁蓉对小鼠有促进唾液分泌及麻痹的作用，促进唾液分泌的成分为某种有机酸样物质；导致呼吸麻痹的成分可能为苷类。

锁　阳

【附方】治遗精方：锁阳，莲须，牡蛎。水煎服。

> 锁阳甘温入肾肝，补肾壮阳润肠便，
> 主治阳痿滑精泄，腰膝酸软便秘坚，
> 尿血白带胃溃疡，子宫下垂心脏患。

补骨脂

【附方】

1. 治鸡眼方　补骨脂熬膏涂患处。
2. 治白癜风、牛皮癣、秃发方　补骨脂 30 克，75% 乙醇 100 毫升，浸泡后外涂患处。

> 骨脂辛苦性大温，入肾能补壮阳本，
> 主治腰膝酸痛证，遗精遗尿与尿频，
> 五更肾泄阳痿病，外治鸡眼秃疮醇，
> 牛皮癣和白癜风，能抑球菌和霉菌。

【实验参考资料】补骨脂果实中的一种查耳酮（补骨脂乙素），可扩张豚鼠、兔、猫、大鼠体外心脏的冠状血管，其作用较凯林强 4 倍，并能对抗脑垂体后叶素对冠状动脉的收缩作用。补骨脂素的衍化物能增加抗乳酸引起的蛙心心力衰竭。补骨脂对于因化学疗法及放射线疗法引起的白细胞下降，有使其升高的作用。补骨脂种子提取液对体外及体内肠管有兴奋作用，对体外豚鼠子宫则有松弛作用。补骨脂初提取液，能治疗白癜风、牛皮癣，可局部应用及内服；现已知其有效成分为补骨脂素，毒性很小，需大剂量才会形成畸胎。其种子提取液在试管内对葡萄球菌有抑制作用。补骨脂在沙保罗培养基上对霉菌有一定的作用。

淫羊藿

【附方】治小儿麻痹后遗症方：淫羊藿，当归，赤芍，丹参，羌活，防风，木瓜，牛膝，僵蚕，地龙，人参，乌梢蛇。水煎服。

> 淫羊藿入肝肾经，辛甘温肾壮阳功，
> 祛风除湿治阳痿，遗精遗尿风湿痛，
> 腰腿痛与气管炎，又治更年血压病，
> 神经衰弱儿麻痹，显抑灰质病毒等。

【实验参考资料】大花淫羊藿水浸膏，经口服给动物则见交尾亢进。淫羊藿苷有促进犬精液分泌的作用。给小鼠注射淫羊藿制剂后，通过前列腺、精囊、提肛肌的重量增加法测定，说明本品有雄性激素样作用。其煎剂对于麻醉兔具有明显而持久的降压作用，对正常和肾型高血压大鼠也都有降压作用，并有促进利尿作用。对于大鼠实验性高血糖有明显降血糖的作用。本品有维生素 K 样作用。淫羊藿乙酸乙酯提取物有镇咳作用。其煎剂于试管内，对脊髓灰质炎病毒有显著的抑制作用，在药物与病毒接触 1 小时内，即表现灭活作用；对其他肠道病毒也能抑制。本品对白色葡萄球菌、金黄色葡萄球菌有显著抑菌作用，1%的浓度对人型结核杆菌有抑菌效力。

蛇 床 子

【附方】治皮肤瘙痒方：蛇床子，地肤子，胡麻仁，黄芩，甘草。水煎服。

> 蛇床辛苦温入肾，补肾助阳祛风淫，
> 杀虫止痒治阳痿，阴道滴虫和湿疹，
> 湿痹带下冷不孕，抑制癣菌病毒真。

【实验参考资料】蛇床子乙醇提取物，每日皮下注射于小鼠，连续32日能延长发情期，缩短发情间期，并能使去势鼠出现动情期，以及使卵巢、子宫重量增加。以小鼠前列腺、精囊、提肛肌增加重量的方法证明，蛇床子提取物有雄性激素样作用。蛇床子素在体外对滴虫有较强的抑制作用。以肝浸膏作为培养基，1%及20%蛇床子煎剂对阴道滴虫无杀灭作用或极弱。在体外有抑制絮状表皮癣菌的作用，有抑制新城病毒、流感病毒的作用。

杜 仲

【附方】治腰痛方：杜仲，熟地，山萸肉，杞果，鸡血藤，山药，茯苓，泽泻。水煎服。

> 杜仲微辛甘性温，归肝肾经补肝肾，
> 强筋安胎降血压，治高血压目眩晕，
> 腰膝酸痛筋骨痿，阳痿遗精胎漏拼。

【实验参考资料】各种杜仲制剂对一些动物有降压作用，其中以杜仲（炒）的煎剂作用较强，而且在其引起降压的同时，反射性地引起呼吸兴奋，使呼吸加深加快。各种杜仲制剂对麻醉犬均有利尿作用。杜仲对动脉粥样硬化的心冠状血管的收缩作用较大，鉴于这一情况，在临床上杜仲制剂对高血压兼有冠心病的患者应当慎用。浓缩后的杜仲酊，对因胆固醇所致的动脉粥样硬化的动物引起肾血管扩张，而对健康动物则引起肾血管收缩。杜仲对大鼠、兔的体外子宫有抑制作用。大剂量的杜仲煎剂对正常犬有使其安静和贪睡的作用。

续 断

【附方】治腰腿痛方：续断，桑寄生，土鳖虫，鸡血藤，鱼腥草，杜仲，羌活，独活。水煎服。

> 续断苦甘性微温，入肝肾又补肝肾，
> 止崩强筋利关节，能使腰膝酸痛伸，
> 风湿骨痛与崩漏，子宫出血带尿频，
> 遗精胎漏跌打伤，骨折金疮痈疽顺。

【实验参考资料】经小鼠和鸡试验证明，本品有抗维生素 E 缺乏症的

113

作用，对肺炎双球菌有抑制作用。

菟 丝 子

【附方】治遗尿方：菟丝子，益智仁。水煎服。

【实验参考资料】浸剂和酊剂均使心率减低，收缩振幅增加，且有降压作用，能使脾容积缩小，肠蠕动抑制，对体外子宫表现兴奋作用。

> 菟丝甘平肝肾经，补养肝肾善益精，
> 明目主治腰膝软，阳痿遗精尿频通，
> 头晕目眩视力弱，胎动不安消渴宁，
> 强心能使心率减，降压可将子宫兴。

巴 戟 天

【附方】治梅核气方：巴戟天，玄参，生地，麦冬，鱼腥草，桔梗，甘草。水煎服。

【实验参考资料】本品根浸出物有降低血压作用，也有皮质激素样作用。

> 巴戟辛甘性微温，能入肝肾强骨筋，
> 补肾壮阳祛风湿，善治阳痿早泄病，
> 腰膝酸软肢体痛，寒疝湿痹尿失禁。

金毛狗脊

【附方】治腰痛方：狗脊，当归，川芎，赤芍，熟地，土鳖虫。水煎服。

【实验参考资料】狗脊的毛对外伤性出血有明显止血效果，其作用较明胶海绵迅速。狗脊毛茸主要含鞣质，多外用作局部止血剂。根茎内主要含淀粉、挥发油、黄酮类等成分。

> 狗脊甘苦温肾肝，能补肝肾筋骨健，
> 善壮腰膝祛风湿，主治劳损和偏瘫，
> 腰膝酸痛风湿带，出血遗精尿频繁。

胡　　桃

【附方】治尿路结石方：胡桃仁120克，用食油炸酥，加糖适量混合研磨，制成乳剂或膏状，于1～2日分次服完（儿童酌减）。连续服至结石排出，症状消失为止。或服药后尿液呈乳白色。因此认为本品可能有溶石作用。

> 胡桃甘温肺肾肝，补肾固精敛肺喘，
> 润肠软坚治结石，阳痿遗精中耳炎，
> 腰痛耳鸣气喘咳，足软便坚蛋白添。

【实验参考资料】对支气管平滑肌有抗组胺的致痉作用。动物实验证明，胡桃仁有镇咳作用。给犬喂食含核桃油的混合脂肪食物，可使其体重增长加快，并能使血清白蛋白增加，但血胆甾醇水平升高则较慢，它可能影响胆甾醇在体内合成及其氧化、排泄。

韭菜子，沙苑子，仙茅

【附方】治阳痿方：韭菜子，熟地黄，山萸肉，山药，泽泻，阳起石，仙茅，首乌。水煎服。

【实验参考资料】沙苑子动物实验有收缩子宫和抗利尿的作用。

> 韭沙仙温甘韭咸，仙毒同辛入肾肝，
> 韭沙固精补肝肾，韭暖腰膝壮阳仙，
> 仙壮筋骨散寒湿，沙缩小便明目添，
> 均治遗精遗尿症，阳痿韭仙余各阐。

海狗肾

【附方】治肾虚腰痛阳痿不起方：海狗肾、紫河车各等份。共为细末，每次服1.5克，每日3次。

> 狗肾热咸入肾肝，暖肾壮阳精髓添，
> 主治阳痿遗精证，虚损劳伤腰膝软，
> 常配鹿茸淫羊藿，菟丝起石韭沙苑。

益智仁

【附方】治遗尿方：益智仁，淫羊藿。水煎服。

> 益智温辛入肾脾，暖肾温脾固精宜，
> 涩精缩尿能止泻，摄涎主治尿频利，
> 遗精遗尿与白浊，冷气腹痛泻唾医。

阳起石

【附方】治诸虚百损、髓竭精枯、阳痿不举方：阳起石（煅红酒淬）、鹿茸（酒炙）、鹿角胶（炒珠）、鹿角霜、肉苁蓉、炒枣仁、炒柏子仁、酒黄芪、酒当归、制附子、熟地黄各4克，胎盘30克。共为细面，用酒调糊为丸，如梧桐子大。每服6~9克，空腹酒送下，每日1~2次。

> 起石温咸入肾经，壮阳温补肾功能，
> 主治阳痿肢体冷，子宫虚冷腰膝痛，
> 癥瘕崩漏经不调，阴虚火旺忌服用。

胡芦巴

【附方】治肾虚阳衰滑精方：胡芦巴，胡桃仁。水煎服。

【实验参考资料】本品含胡芦巴碱、胆碱、皂苷、黄酮类、脂肪油、蛋白质、黏液质等。经盐水炒后，使其所含分解苷类的酶，大部分遭到破坏，则皂苷和黄酮类不至于被酶分解成苷元，而难溶于水，保持在体内缓慢分解成苷元，从而增强补肾、壮阳、止痛作用。

> 胡芦巴苦温入肾，温肾散寒祛湿饮，
> 主治阳痿遗精泄，少腹冷痛寒疝甄，
> 腹胁胀满与腰痛，阴虚火旺忌服吞。

（三）补血药

熟 地 黄

【附方】补血养血方：熟地黄，当归，川芎，白芍，黄芪，大枣。水煎服。

> 熟地微温甘入心，归肝肾经可滋阴，
> 补肾补血调经用，血虚耳鸣头晕昏，
> 潮热盗汗腰膝软，阳痿遗精消渴饮，
> 子宫出血经不调，崩漏喘咳尿数频。

【实验参考资料】中等剂量的地黄流浸膏，对蛙心有显著的强心作用，对衰弱的心脏更显著，并有利尿作用。有轻微降血糖作用。地黄酒浸剂对大鼠甲醛性关节炎有显著抑制作用。对在大鼠皮下注入空气、巴豆油引起的炎性肉芽肿，熟地黄有显著抗增生、渗出的作用。动物实验证明，熟地炭由于大量有效成分被破坏，使凝血时间比其生品略差，因此，历来认为熟地炭能增强止血作用的说法欠妥。

当 归

【附方】治心房纤颤方：当归，苦参，山豆根，炙甘草。水煎服。

> 当归甘辛苦性温，入心肝脾补血分，
> 调经止痛可润便，主治血虚和头晕，
> 头痛经闭痛经症，血虚便秘脱发新，
> 癥瘕崩痢湿痹疡，房颤动脉硬化寻。

【实验参考资料】经体外及体内子宫实验证明，当归对于子宫的作用具有双向性，其水溶性非挥发的物质能兴奋子宫肌，使收缩加强；其挥发性成分则能抑制子宫，减少其节律性收缩，使子宫弛缓。当归浸膏具有奎尼丁样作用，能降低心肌的兴奋性，能延长体外家兔心房的不应期，对实验性心房纤颤有治疗作用。当归煎剂对体外蟾蜍心脏的收缩幅度及频率均呈抑制。经动物实验，当归制剂中挥发成分主要引起血压上升，而非挥发成分引起血压下降，但血压总的趋向是下降。当归粉口服对实验性动脉粥样硬化的大鼠有一定疗效，能使血脂轻度下降。当归煎剂有保护肝脏、防止肝糖原降低的作用。在试管中对多种细菌如痢疾杆菌、溶血性链球菌有抗菌作用。

何 首 乌

【附方】治少年白发方：何首乌，侧柏叶，黑芝麻，生地黄。水煎服。

【实验参考资料】首乌所含卵磷脂为构成神经组织特别是脑脊髓的主要成分，同时为血细胞及其他细胞膜的重要原料，并能促进血细胞的新生及发育，阻止胆固醇在肝内沉积，减轻动脉粥样硬化。其蒽醌衍生物能促进肠管蠕动而有泻下作用。何首乌对人型结核菌、福氏痢疾杆菌（试管实验）有抑制作用。

> 首乌入肝肾微温，味苦甘涩补肝肾，
> 能治白发益精血，神经衰弱贫血晕，
> 失眠遗精崩带病，腰痛可降胆固醇，
> 生用苦寒能通便，瘰疬痈肿见效神。

白 芍

【附方】治腹痛方：白芍，甘草。水煎服。

【实验参考资料】白芍对中枢神经系统有抑制作用。小鼠腹腔注射白芍1克/千克，能减少自发活动，延长环己巴比妥钠的睡眠时间，并抑制因腹腔注射醋酸所引起的扭体反应，还有较弱的降温和抗戊四氮惊厥作用。大鼠脑室注射1毫克引起轻度镇静，5～10毫克呈睡眠状态，翻正反射消失。2 200～4 000毫克/千克静脉注射对大鼠体内胃及子宫平滑肌的张力和运动有松弛和抑制作用。白芍对家兔体外肠管有扩张作用，对豚鼠呈短暂的降压作用，而且对葡萄球菌、甲型溶血性链球菌、乙型溶血性链球菌、肺炎双球菌、杆菌（伤寒杆菌、副伤寒杆菌、痢疾杆菌、大肠杆菌、变形杆菌、绿脓杆菌）及霍乱弧菌均有抑制作用。

> 白芍苦酸凉入肝，柔肝止痛养血全，
> 敛阴收汗治头晕，胁痛腓肠肌痉挛，
> 阑尾痢崩经不调，痛经带下腹痛煎，
> 头痛胸痛疗效好，抑菌作用功倍添。

阿 胶

【附方】治心律失常方：阿胶，生地，麦冬，炙甘草，火麻仁，白芍，山豆根，苦参。水煎服。

【实验参考资料】大量抽血造成犬失血性贫血后，用阿胶溶液灌胃（30克/日，共10日），其红细胞和血红蛋白增加的速度比对照组快。阿胶能改善动物体内钙平衡。用特别饲料喂养豚鼠，使全部造成进行性肌营养障碍症，而加用阿胶者仅20%发生此症，

> 阿胶甘平入肺肝，补血止血滋阴坚，
> 主治贫血虚劳咳，咯吐尿便出血断，
> 子宫出血先兆产，虚劳失眠崩漏挽。

117

多数皆健全无症状;发生此症后,再用阿胶也可使病症逐渐减轻。故认为维生素 E 可防治此症,阿胶的有效原因可能与其防治饲料中维生素 E 的氧化破坏有关。猫实验证明,在创伤性休克危急期用生理盐水也难挽救的情况下,注射阿胶精制溶液,可使血压上升而转危为安。

龙 眼 肉

【附方】治气虚脏燥方:龙眼肉,莲子,百合。水煎服。

【实验参考资料】龙眼肉的1:2水浸剂,在试管内对奥杜益小芽孢癣菌有抑制作用。

> 龙眼甘平入心脾,养血安神气虚益,
> 主治体虚神经弱,健忘心悸失眠宜,
> 一比二的水浸剂,奥杜芽孢癣菌抑。

枸 杞 子

【附方】治糖尿病方:枸杞子,麦冬,花粉,知母,金果榄,人参,桑白皮。水煎服。

【实验参考资料】枸杞子有降低血糖的作用。本品所含甜菜碱,大鼠口服能显著增加血清及肝的磷脂含量。其水提取物对家兔可有中枢性及末梢性副交感神经兴奋作用,心脏抑制,血压下降。甜菜碱可扩张血管,对豚鼠体外肠管有收缩作用。本品有降胆固醇作用。宁夏枸杞子的水浸液(20%,8毫升/日,灌胃),对由四氯化碳毒害的小鼠有轻度抑制脂肪在肝细胞内沉积,促进肝细胞新生的作用。

> 枸杞甘平入肝肾,滋肾补肝润肺纯,
> 益精明目治血虚,腰膝酸痛遗精遵,
> 神衰视减头目眩,虚劳咳嗽消渴斟,
> 降胆固醇抑心脏,微抗硬化降压认。

鸡 血 藤

【附方】治经闭方:鸡血藤糖浆10~30毫升,每日服3次,每个疗程1~4周。一般服药后7~20日通经。

【实验参考资料】本品所含的密花豆藤煎剂对壮年家兔有补血作用,使血细胞增加,血红蛋白增高。30%鸡血藤煎剂对蟾蜍体外及体内心脏微呈抑制作用。其煎剂给家兔、犬作静脉注射,可引起血压下降,且能增强子宫节律性收缩,随剂量增大而引起痉挛性收缩。用丰咸鸡血藤酊剂给大鼠灌胃,对甲醛性关节炎有显著疗效。

> 鸡血藤苦微甘温,能入心脾归肝肾,
> 补血行血通经络,主治贫血经闭神,
> 腰腿酸痛肢麻木,升白细胞风痹伸。

（四）养阴药

沙 参

【附方】治心血不足、四肢无力、汗出方：沙参，党参，麦冬，黄芪，当归，首乌，浮小麦。水煎服。

> 沙参甘凉肺胃经。润肺止咳胃津生，治百日咳气管炎，咯痰黄稠咽干痛，肺热燥渴食欲减，能抑癣菌强心宁。

【实验参考资料】沙参有祛痰作用，可持续4小时以上。1：40沙参浸液在试管内未见溶血现象，但能与红细胞作用变色而发生混浊沉淀。1%沙参浸剂对体外蟾蜍心脏有明显强心作用，沙参水浸剂（1：2）在试管内对奥杜盎小芽孢癣菌、羊毛状小芽孢癣菌等皮肤真菌有不同程度的抑制作用。

天 冬

【附方】治乳房肿瘤：每日取鲜天冬60克，剥去外皮，隔水蒸熟，分3次服。对一般良性乳房肿瘤，尤其是乳房小叶增生，不论肿块大小，奏效迅速，大多数可获治愈。对乳腺癌

> 天冬甘苦寒入肺，归肾养阴清热贵，润肺生津治结核，支气管炎白喉萎，口燥咽干百日咳，口渴咳血糖尿退，便秘肺痿痈肿毒，蛇伤病菌血癌块。

也有一定近期效果，用药后肿块缩小，质地变软。

【实验参考资料】本品所含的天冬酰胺，经动物实验有镇咳和祛痰作用。煎剂体外试验对炭疽杆菌、甲型溶血性链球菌、乙型溶血性链球菌、白喉杆菌、类白喉杆菌、肺炎双球菌、金黄色葡萄球菌、柠檬色葡萄球菌、白色葡萄球菌、枯草杆菌均有不同程度的抑制作用。体外实验（亚甲蓝法及瓦氏呼吸器测定），天冬对急性淋巴细胞型白血病、慢性粒细胞型白血病及急性单核细胞型白血病患者白细胞的脱氢酶有一定的抑制作用，并能抑制急性淋巴细胞型白血病患者白细胞的呼吸。本品有杀灭蚊蝇幼虫的作用，将切碎的根置水中使成0.5%～1%浓度，可使其中的孑孓于72～96小时后全部死亡；2%～5%浓度，经3～4日可使其中的蛆死亡70%～100%。

麦 冬

【附方】治糖尿病方：麦冬，花粉，葛根，人参，茯苓，乌梅，黄芪，黄精。水煎服。

【实验参考资料】50% 麦冬煎剂肌内注射（1 毫升/千克）治高血糖。正常兔口服麦冬的水、醇提取物 0.2 克/千克则有降血糖作用。对四氯嘧啶性糖尿病兔用 0.5 克/（千克·日）

> 麦冬微苦甘性寒，能入心肺胃经联，
> 养阴润肺清心热，益胃生津治心烦，
> 热病伤津咽干渴，结核咯血燥咳安，
> 胰岛细胞能恢复，杆菌球菌命难还。

也有降血糖作用，并促使胰岛细胞恢复。麦冬粉在平皿上对白色葡萄球菌、枯草杆菌、大肠杆菌及伤寒杆菌等均有较强的抑制作用。

百　合

【附方】治肺虚咳嗽吐血方：百合，生地黄，熟地黄，玄参，贝母，当归，芍药，百部，白及，麦冬。水煎服。

> 百合甘平入肺心，润肺止咳宁心神，
> 治肺结核痰带血，神经衰弱心烦稳，
> 热病余热尚未清，神志恍惚哮喘甚。

【实验参考资料】百合煎剂对氨水引起的小鼠咳嗽有止咳作用，小鼠肺灌流量增加，并能对抗组胺引起的蟾蜍哮喘。

石　斛

【附方】治咽干喉痛方：石斛，麦冬，生地黄，胖大海，甘草。泡茶服或水煎服。

> 石斛甘淡寒胃肺，归肾生津能益胃，
> 清热养阴治干渴，热病伤阴虚热退，
> 阴伤目暗五心热，抑心呼吸降压倍。

【实验参考资料】石斛煎剂口服能促进胃液分泌，帮助消化，在低浓度时使家兔体外十二指肠兴奋；高浓度时使其抑制。用石斛碱实验于豚鼠、家兔等动物，证明能引起中等程度的血糖过多症，大剂量能抑制心脏，降低血压，抑制呼吸。用组织培养筛选实验，证明金钗石斛煎剂对孤儿病毒（ECHO$_{11}$）所致的细胞病变有延缓作用。

玉　竹

【附方】

1. 治心力衰竭方　玉竹 15 克，每日 1 剂，水煎服。治风心病、冠状动脉粥样硬化性心脏病及肺源性心脏病引起的Ⅱ°～Ⅲ°心力衰竭，服药后分别在 5～10 日得到控制。

> 玉竹甘平肺胃经，养阴润燥渴烦停，
> 热病伤阴口燥干，肺患结核糖尿病，
> 动脉硬化肺心病，低热不退便秘通。

2. 治风心病引起的心力衰竭、贫血水肿、偶有吐血方　党参 20 克，五味子 10 克，麦冬 15 克，玉竹 10 克，当归 12 克，黄芪 30 克，红花 6 克，血余炭 8 克，炙甘草 10 克，大枣 10 枚。水煎服。

【实验参考资料】体外蛙心实验证明，玉竹煎剂小剂量能使蛙心搏动迅速增强，但大剂量的作用则相反，能引起心跳减弱，甚至停跳。

旱莲草

【附方】

1. 治白喉方　新鲜旱莲草的根、茎、叶用凉开水洗净，捣碎绞汁，加等量蜂蜜。儿童每日 100 毫升，分 4 次服。同时根据全身情况对症处理。

> 旱莲草甘酸凉寒，能入肝肾养肾肝，
> 凉血止血治热毒，吐衄咳便血崩煎，
> 带下阴痒刀伤淋，耳鸣发白头晕眩，
> 神经衰弱湿疹疮，白喉肝炎痢肠炎。

2. 治痢疾方　旱莲草 120 克，糖 30 克。水煎温服。常服 1 剂见效，继服 3~4 剂多可痊愈，无副作用。

【实验参考资料】将犬的股动脉切断，用旱莲草叶粉敷出血处，并稍加压迫，就有良好的止血效果。

桑寄生

【附方】治心绞痛方：桑寄生冲剂，开水冲服。共治 54 例，连服 1~5 个月，自觉症状有所改善，心电图改善，有效率为 44%。

> 寄生甘苦平入肝，归肾养血将胎安，
> 能补肝肾祛风湿，降压强筋治腰酸，
> 风湿坐骨神经痛，肢麻胎动防流产。

【实验参考资料】桑寄生对麻醉犬和猫都有降压作用，切断迷走神经或注射阿托品后降压作用略为缓慢或减弱，但不能消失；封闭窦神经后仍有降压效果；对肾上腺素没有拮抗或增强作用。对小鼠因咖啡碱所引起的运动性兴奋有镇静作用。在麻醉犬急性实验及大鼠慢性实验中均有明显利尿作用。在试管内能抑制伤寒杆菌及葡萄球菌的生长。煎剂在体外对脊髓灰质炎病毒和其他肠道病毒有显著的抑制作用。

龟　板

【附方】治小儿疳积方：龟板，鳖甲，穿山甲，鸡内金。共研细末，每次服 1 克，每日 3 次。

> 龟板甘咸性寒平，归心肝肾滋阴成，
> 潜阳益肾健胃佳，劳热盗汗晕眩鸣，
> 腰膝酸软失眠忘，骨痿吐衄崩漏停，
> 囟门不合痉挛抽，齿迟久咳带遗精。

鳖　甲

【附方】治肝硬变腹胀方：鳖甲，穿山甲，木香，砂仁，白茅根。水煎服。

【实验参考资料】鳖甲有抑制结缔组织增生和提高血浆蛋白的作用。

> 鳖甲咸平又微寒，能入肝脾育阴潜，
> 平肝熄风退虚热，善治疟母能软坚，
> 骨蒸盗汗肝脾大，癥瘕痃癖儿惊痫。

女 贞 子

【附方】治气血双虚、头晕目眩耳鸣方：女贞子，生地，赤芍，当归，川芎，党参，白术，茯苓，甘草，葛根。水煎服。

> 女贞子甘苦凉平，喜入肝肾滋补功，
> 乌发明目强腰膝，治肝肾虚晕眩鸣，
> 须发早白腰膝软，升白细胞便秘通，
> 实验强心并利尿，抑制痢疾杆菌生。

【实验参考资料】女贞子中所含的齐墩果酸有某些强心利尿作用，其甘露醇则有缓下作用。本品还含有多量的葡萄糖，可能与其强壮作用有关。女贞子对于因化学疗法及放射线疗法引起的白细胞下降，有使其升高的作用。女贞子若与柏子仁同煎服有降血脂作用，单独煎服对痢疾杆菌有抑制作用。

二十五、收涩药

（一）敛汗固精药

麻 黄 根

【附方】治脏躁方：浮小麦，甘草，百合，牙皂。水煎服。

> 止汗浮麦麻黄根，麦甘咸凉能入心，
> 养心安神止虚汗，心神不宁脏躁镇，
> 甘平入肺麻黄根，自汗盗汗功效真。

【实验参考资料】麻黄根浸膏注射于猫及兔静脉，证明可使血压下降、呼吸幅度增大，但与麻黄浸膏作用则完全相反。麻黄根所含生物碱，可使体外蛙心的收缩减弱，以致停止于扩张期；对末梢血管有扩张作用；对肠管、子宫等平滑肌脏器呈收缩作用。麻黄根因含伪麻黄碱而有止汗作用。

山 萸 肉

【附方】治肾虚腰痛方：山萸肉，菟丝子，川断，巴戟天，杞果，何首乌。水煎服。

> 萸肉酸涩甘微温，归肝入肾滋补珍，
> 涩精止汗治晕眩，耳聋自汗与尿频，
> 腰膝酸软阳痿证，遗精大汗调经认，
> 杀癌能生白细胞，抑制痢癣球杆菌。

【实验参考资料】动物实验证实，山萸肉有利尿、降压作用；能对抗组胺、氯化钡及乙酰胆碱所引起的肠管痉挛；对因化学疗法及放射线疗法引起的白细胞下降，有使其升高的作用；体外实验能杀死腹水癌细胞。山萸肉果实煎剂在体外能抑制金黄色葡萄球菌的生长，1:1煎剂对志贺痢疾杆菌的抑制圈缩小直径达 13～18 毫米（平板环杯法）。从山萸肉鲜果肉中可得一种黑色酸味液体，对伤寒杆菌、痢疾杆菌有抑制作用。1:3水浸剂在试管内对堇色毛癣菌有不同程度的抑制作用。

乌 梅

【附方】 治脱肛方：乌梅，五倍子，白矾，黄柏，甘草。水煎外洗，或研末外敷。

> 乌梅酸涩温入肝，脾肺大肠敛肺先，
> 涩肠生津止渴妙，驱蛔止血痢泻癣，
> 胆道蛔虫胆囊炎，经多崩漏疮不敛，
> 抑制球菌和杆菌，乙醇浸剂效更显。

【实验参考资料】 乌梅对豚鼠的蛋白质过敏性休克及组胺休克具有对抗作用，对组胺性哮喘则无对抗作用。本品对体外动物肠管则有抑制作用。用1:1水煎液做体外实验，对炭疽杆菌、白喉杆菌、类白喉杆菌、葡萄球菌（金黄色、柠檬色、白色）、枯草杆菌、肺炎球菌皆有抑制作用，对甲型链球菌或乙型链球菌无作用，对大肠杆菌、宋内痢疾杆菌、变形杆菌、伤寒杆菌、绿脓杆菌、霍乱弧菌等肠内致病菌也有效。1%煎液对大肠杆菌和葡萄球菌等多种细菌有抑制作用。其乙醇浸液对一些革兰阳性和革兰阴性细菌，以及人型结核杆菌皆有显著抗菌作用。

乌梅粉在平皿上对白色葡萄球菌及枯草杆菌、大肠杆菌、伤寒杆菌有较强作用。水浸液1:80能抑制巴氏杆菌的生长。但乌梅酸性较强，其抑菌作用是否与其酸性有关，值得进一步研究。水煎液有效浓度为1:600、1:300、1:480，对须疮癣菌、絮状表皮癣菌、石膏样小芽孢等致病真菌有抑制作用。

五 味 子

【附方】 治肝炎转氨酶增高方：五味子研细末，每次服3克，每日3次。

> 五味子酸甘性温，入肺能敛喘咳镇，
> 归肾滋肾涩精好，治泻止渴善生津，
> 自汗盗汗遗精尿，神经衰弱降酶允。

【实验参考资料】 北五味子能增加中枢神经系统的兴奋性，提高机体的工作效能，减轻疲劳，降低瞌睡感，并显著增强中心及周围视力的敏感性。煎剂有抑制大鼠心脏细胞膜三磷酸腺苷酶活性的作用，此当为改善心脏生理功能途径之一。醚提取物口服或注射，均有明显止咳和祛痰作用。水浸液、乙醇水浸液可增强心血管系统张力，加强收缩力；对麻醉犬、麻醉兔均有降压作用；调节胃液分泌，促进胆汁分泌。

桑 螵 蛸

【附方】

1. 治遗尿方 桑螵蛸、益智仁各45克（5~12岁儿童用30克）。水煎

> 螵蛸甘咸平入肝，归肾益肾固精善，
> 缩尿止带治阳痿，遗精早泄带下安，
> 遗尿益智四五克，尿频菟丝韭子添。

服。连服 3~4 剂即可见效，再服 2~3 剂可以巩固疗效。

2. 治老年尿频方　桑螵蛸、菟丝子各 15 克，韭菜子 6 克。水煎服。

金 樱 子

【附方】治流感方：金樱子，板蓝根，生贯众，羌活，防风，生姜，大枣。水煎服。

> 金樱酸涩平入肾，膀胱大肠精固神，
> 涩肠缩尿治滑精，阳痿遗尿和尿频，
> 久咳动脉粥样化，虚泻肾炎带漏认，
> 抑制大肠杆菌好，破伤风和流感菌。

【实验参考资料】果实口服既能促进胃液分泌，帮助消化，又能使肠黏膜收缩，分泌减少，而能止泻。对实验性家兔喂食胆甾醇并加适量甲基硫氧嘧啶以产生实验性动脉粥样硬化，用金樱子治疗 2 周和 3 周，血清胆固醇分别降低 12.5% 和 18.67%；β - 脂蛋白于给药 3 周后也有明显下降；肝脏与心脏的脂肪沉着均较对照组轻微，对照组则十分严重。金樱子含鞣质，25% 根煎剂对金黄色葡萄球菌、大肠肝菌有很高的抑制作用，对绿脓杆菌也有效。鸡胚胎实验证明，金樱子煎剂对流感病毒 PR_8 株抑制作用很强。本品对金黄色葡萄球菌、大肠杆菌、绿脓杆菌、痢疾杆菌及钩端螺旋体均有抑制作用。其水煎剂和乙醇煎剂对破伤风杆菌有抑制作用。

覆 盆 子

【附方】治阳痿、遗精早泄方：覆盆子酒浸，焙干研末。每晚用甜酒送服 6 克。

> 覆盆子甘酸平温，入肝肾能补肝肾，
> 缩尿助阳固精目，阳痿早泄和尿频，
> 遗精遗尿与白带，又能抑制霍乱菌。

【实验参考资料】以大鼠、兔的阴道涂片及内膜切片作观察指标，覆盆子似有雌激素样作用。本品在试管内，能抑制霍乱弧菌的生长。

白 果

【附方】治肺结核方：白果（银杏），百部，黄芩，丹参，沙参，麦冬。水煎服。

> 白果甘苦涩平毒，入肺敛肺定喘住，
> 止带缩尿治哮喘，结核遗精尿频浊，
> 慢性气管炎白带，叶治动脉硬化舒，
> 胆固醇高心绞痛，痢疾象皮肿宜服。

【实验参考资料】新鲜白果中提出的白果酚甲，对体外兔肠有麻痹作用，使体外子宫收缩；对蛙心无影响；对兔有短暂的降低血压作用，并引起血管渗透性增加。银杏肉质外种皮的浸剂经注射于小鼠后可引起惊厥。银杏肉质外种皮内含有引起皮肤炎的银杏毒，直接接触这种毒质后即可发生皮肤炎，从皮肤吸收通过肠与肾排泻，引起胃肠炎与肾炎，有溶血作用。银杏叶浸膏静脉注射或口服，对于震颤麻痹患者可增加脑血流量，此作用伴随着有利的营养作用。银杏叶液可对抗由肾上腺素所致的体外兔耳血管的收缩作用。其叶中所含的黄酮，有一定降低血清胆固醇的作用。银杏叶有对抗磷酸组胺引起的豚鼠体内及体外的支气管痉挛作用，也能对抗乙酰胆碱对体外支气管的致痉作用。白果酸在试管中，能抑制结核杆菌的生长，但在体内实验（小鼠及豚鼠的实验治疗）无显著疗效，或毒性太大。白果肉质外种皮的浆液中含有一种或数种抗菌成分，但在有血清存在时，则使其抑菌效力减低，对多种固紫染色阳性及阴性细菌均有抑制作用。白果对于多种类型的葡萄球菌、链球菌，以及白喉杆菌、炭疽杆菌、枯草杆菌、大肠杆菌、伤寒杆菌等有不同程度的抑制作用，果肉的抗菌力较果皮强。水浸液对真菌也有抑制作用。银杏叶水煎液对金黄色葡萄球菌、痢疾杆菌及绿脓杆菌均有抑制作用。

刺 猬 皮

【附方】 治前列腺炎、肾结石方：刺猬皮 2 个，焙干研末。分 40 包，早、晚用米汤各送服 1 包。服药期间可有尿道灼痛感，勿顾虑。

> 猬皮苦甘涩性平，能入大肠与胃经，
> 化瘀止痛又止血，善医遗尿并遗精，
> 子宫出血与便血，肠风痔瘘胃脘痛。

【实验参考资料】 猬皮内含有钙盐，经炒后不但易于粉碎、除去腥臭味，同时由于高温的作用，能使钙盐生成氧化钙，收涩之性大增。猬皮内服后在胃酸的作用下，形成可溶性钙盐，易于吸收，从而增加人体内钙的含量，促进血凝，增强收敛止血的功能。

（二） 涩肠止血药

肉 豆 蔻

【附方】 治五更泻方：肉豆蔻，补骨脂，五味子，吴茱萸，椿根白皮，地骨皮。水煎服。

> 肉蔻辛涩温入脾，归胃大肠暖胃剂，
> 温中行气能固肠，主治胃寒久泻宜，
> 心腹胀痛食不化，胃痛呕吐与冷痢。

【实验参考资料】 肉豆蔻油除有芳香性外，尚具有显著的麻醉性能，对低等动物可引起瞳孔扩大，步态不稳，随之睡眠、呼吸变慢，剂量再大则反射消失。人服 7.5 克肉豆蔻粉可引起眩晕乃至谵妄与昏睡，曾有因服大剂量而死亡的病例报告。肉豆蔻油的毒性成分为肉豆蔻醚，与肉豆蔻粉的中毒症状相似。肉豆蔻醚、榄香脂素对正常人有致幻作用，而另一芳香性成分洋檫木醚则无此作用。肉豆蔻醚对人的大脑有中度兴奋作用，但与肉豆蔻不完全相同。后者可引起血管状态不稳定，心率变快，体温降低，无唾液，瞳孔缩小，情感易冲动，孤独感，不能进行智力活动等。肉豆蔻及肉豆蔻醚能增强色胺的作用。其萜类成分有抗菌作用。

五 倍 子

【附方】 治脱肛方：五倍子，白矾，甘草。研末外敷。

【实验参考资料】 五倍子所含的鞣酸对蛋白质有沉淀作用，皮肤、黏膜、溃疡接触鞣酸后，其组织蛋白质

> 五倍酸咸平或寒，入胃大肠肾肺敛，
> 止咳涩肠止泻血，敛汗主治虚咳汗，
> 消渴滑精遗尿痢，久泻崩衄溃疡痊，
> 抑制肺炎双球菌，多种杆菌也被歼。

即被凝固，造成一层被膜，同时小血管也被压迫收缩，血液凝固而奏止血功效。其腺细胞的蛋白质被凝固引起分泌抑制，产生黏膜干燥，神经末梢蛋白质的沉淀，可呈微弱局部麻醉现象。鞣酸可与若干金属、生物碱或苷类形成不溶解化合物，因而用作解毒剂。鞣酸对正常小肠运动无甚影响，由于其收敛作用而减轻肠道炎症，故可制止腹泻。五倍子煎剂对金黄色葡萄球菌、肺炎双球菌、乙型溶血性链球菌，以及伤寒杆菌、福氏痢疾杆菌、猪霍乱杆菌、大肠杆菌等均有抑制作用。其抗菌作用主要在五倍子皮部，而心部的煎剂则无抗菌作用。五倍子煎剂对接种于鸡胚的流感甲型 PR_8 株病毒有抑制作用，可能与其中所含鞣酸有关。

石 榴 皮

【附方】 治慢性肠炎、菌痢方：石榴皮 30 克。水煎服。

【实验参考资料】 石榴皮碱对绦虫的杀灭作用极强。1：10 000 的盐酸石榴皮碱于 5～10 分钟能杀死绦虫，

> 石榴皮涩酸温性，入肝胃肠能杀虫，
> 收敛止泻治肠炎，泻痢脱肛绦蛔崩，
> 花治吐衄中耳炎，抑制真菌结核平，
> 白喉杆菌和球菌，流感病毒效也同。

但 1：50 000 时对绦虫反有兴奋作用。后来证明此种有效成分实际上是异石榴皮碱。伪石榴皮碱驱虫作用不确实。新鲜石榴皮中含有大量的鞣质，临床观察证明，生物碱与鞣质结合比不结合者驱虫效果好。体外试验对金黄色葡萄球菌、结核杆菌、痢疾杆菌、变形杆菌、伤寒杆菌、副伤寒杆菌、大肠杆菌、绿脓杆菌和霍乱弧菌都有明显的抑制作用，对白喉杆菌及钩端螺旋体等

均有抑制作用。其抗菌作用可能与石榴皮中含有大量鞣质有关。石榴皮水浸液对常见致病性皮肤真菌有抑制作用。若先将药液注射于鸡胚尿囊腔，半小时后接种流感病毒（甲型 PR_8 株）或先接种病毒再注射药物孵育 48 小时后再进行血细胞凝集实验，证明石榴皮煎剂稀释到 1：10 000 ~ 1：100 000 仍有抑制流感病毒的作用，其作用也可能是由于含有大量鞣质。

二十六、 消导药

莱菔子

【附方】治痰喘咳嗽方：莱菔子，苏子，白芥子，半夏，陈皮，茯苓，甘草，桔梗。水煎服。

> 莱菔辛甘平入脾，又入胃肺善下气，
> 定喘化痰消食积，主治喘咳与下痢，
> 胸腹胀闷食滞痛，抑制球菌真菌宜。

【实验参考资料】用莱菔子提取物喂白鼠7个月，提示本品对甲状腺素合成的晚期有干扰作用。莱菔子含抗菌物质，其有效成分为莱菔子素，在1毫克/毫升浓度，对葡萄球菌和大肠杆菌即有显著抑制作用，且可影响各种植物种子发芽。从莱菔子中分离出一种芥子油，对链球菌、葡萄球菌、化脓球菌、肺炎球菌、大肠杆菌均有抑制作用。莱菔子水浸剂（1:3）在试管内对同心性毛癣菌等6种皮肤真菌有不同程度的抑制作用。

麦芽

【附方】

1. 治疗消化不良、食积方　炒麦芽，炒神曲，炒山楂，大白，炙鳖甲，炒枳实。水煎服。

> 麦芽甘平咸微温，能入脾胃回乳勤，
> 健胃消食治食积，消化不良腹泻认，
> 食欲不振或呕吐，乳胀乳汁郁积顺。

2. 回乳方　生麦芽30克。水煎服。

【实验参考资料】麦芽煎剂对人体胃液分泌有轻微的增加作用，对胃蛋白酶分泌也有轻度的促进作用，但对淀粉酶的分泌无影响。

稻芽，粟芽

【附方】治食积方：稻芽，神曲，山楂，白糖。水煎服。

> 稻芽甘平温胃脾，健脾开胃能消食，
> 宿食不化不思饮，胀满泄泻均可医，
> 粟芽苦温略似稻，独治妊娠呕吐异。

【实验参考资料】谷芽（稻芽、粟芽）生用比煎用效果好，微炒与生用效果相似，久炒后则效果显著降低。

山　楂

【附方】治消化不良、胸膈胀满方：山楂，神曲，麦芽，槟榔，枳实，鸡内金。水煎服。

> 山楂酸甘性微温，入脾胃肝消食神，
> 散瘀止痛驱绦虫，菌痢疳积肉积分，
> 消化不良高血压，产后腹痛肠炎寻，
> 胆固醇高冠心病，显抑痢杆绿脓菌。

【实验参考资料】口服山楂能增加胃中酶类分泌，促进消化，所含解脂酶也能促进脂肪类食物的消化。经动物实验证明，山楂可扩张血管，增加冠状动脉血流量，使血压下降。山楂久服有降胆固醇的作用。山楂酸有强心作用，对子宫有收缩作用。叶制剂也有强心、降压作用，在体外对痢疾杆菌有较强的抑制作用。焦山楂对痢疾杆菌及绿脓杆菌有抑制作用。焦山楂、山楂炭确能缩短出血时间，加速凝血作用；内服后止血效果明显。用其治疗菌痢、肠炎及小儿腹泻均获较好疗效，这是因为山楂经炒炭后，由于炭素的吸附作用，使疗效较生品显著。

鸡　内　金

【附方】治扁平疣方：鲜鸡内金在患部反复擦之即可。

> 鸡内金甘平入胃，归脾健脾善开胃，
> 消食化积治腹胀，消化不良疳积碎，
> 食欲不振牙疳病，呕吐遗尿喉痹恢。

【实验参考资料】口服鸡内金后，胃液的分泌量、酸度及消化力三者均见增高，其中消化力的增加出现较迟缓，维持也较久。服药后胃运动功能明显增强，表现在胃运动期延长及蠕动波增强。由于胃运动增强，故胃排空率也大大加快。鸡内金本身并不含有任何消化酶，由于上述分泌及运动方面的变化并非服药后立即产生，而必须经过一段时间，故其作用是由药物被吸收到血液后的某种体液因素引起的。

二十七、驱虫药

使 君 子

【附方】治蛔虫方：使君子仁炒黄。小儿每次服 5~20 粒即可。食过量呃逆者喝醋少许可解。

【实验参考资料】在体外实验使君子对猪蛔、蚯蚓、水蛭均有较强的驱除效能，如果药品过于陈旧则失效。使君子固定油与蓖麻油混合剂，对动物与人排虫率高，且无显著的副作用，如呃逆、呕吐。水浸剂（1:3）在试管中对某些皮肤真菌有某些抑制作用。使君子驱虫的有效成分，为使君子酸钾。据近代研究报道，其皮和仁均有使君子酸钾，过去沿用炮制方法去壳用仁，浪费了大量药材，应将果仁、果壳打碎，同时入药。

使君甘温脾胃经，杀虫消积健脾功，
主治蛔虫腹疼痛，小儿疳积乳食停，
腹胀泻痢酌情用，服后呃逆喝醋平。

鹤　虱

【附方】治蛔虫病方：鹤虱，使君子，苦楝皮，芜荑。水煎服。

【实验参考资料】鹤虱有驱虫作用，1% 酊剂 5 滴加入生理盐水 25 毫升中，加温 37 ℃再放入大绦虫，结果 1~2 分钟即死。东北鹤虱的果实，于试管内对蚯蚓、猪蛔虫、水蛭均有杀虫作用。鹤虱液作皮肤毒剂，具有一定的消毒杀菌和抑菌作用。鹤虱液对多种固紫染色阴性细菌如大肠杆菌、葡萄球菌、变形杆菌等有一定杀菌、抑菌作用。

鹤虱辛苦平微毒，入肝消炎杀虫物，
主治蛔虫绦虫病，烧虫虫积腹痛伍，
皮肤消毒有功效，杆菌球菌能抑伏。

槟　榔

【附方】治蛲虫病方：槟榔 30 克，花椒 9 克。水煎服。同时用花椒煎汤外洗即可。

【实验参考资料】槟榔具有强大的驱绦虫作用。此作用可能与槟榔碱类

131

似烟碱样性质有关，可使虫体神经系统麻痹。

一般认为槟榔对猪绦虫最有效。槟榔碱对蛔虫也可使之中毒，而对钩虫则无影响。槟榔与雄黄、肉桂、阿魏混合的煎剂给小鼠灌胃，对血吸虫的感染有一定的预防效果。槟榔碱的作用

> 槟榔苦辛涩性温，归胃大肠杀虫淫，
> 绦虫蛔虫血吸虫，消积行气腹水饮，
> 治疴外疗青光眼，腹痛胀满食积损，
> 减慢心率降血压，能抗病毒抑真菌。

与毛果芸香碱相似，可兴奋 M－胆碱受体引起腺体分泌增加，特别是唾液分泌增加；滴眼可使瞳孔缩小；另外可增加肠蠕动，有轻泻作用。

雷　丸

【附方】治钩虫病方：雷丸研细，每次服 3 克，每日 3 次。

【实验参考资料】雷丸有驱绦虫、钩虫的作用。能破坏肠内虫体的效能，

> 雷丸苦寒有小毒，归胃大肠杀虫服，
> 消积主治绦虫病，钩蛔囊虫一服除，
> 研粉每次三六钱，加热失效牢记住。

可能是因为对蛋白质的分解作用。在碱性溶媒中，其分解蛋白质的效力最大，在酸性溶媒中无效。雷丸对热不稳定，只宜研粉服，不可煎服，如将雷丸加热至 60 ℃，只需 30 分钟有效成分便大部分丧失，加热至 60 分钟全部消失。

苦楝根皮

【附方】治蛔虫病方：苦楝根皮 15～30 克，水煎服。5 岁以下儿童应慎用。

> 楝皮苦寒有小毒，入肝脾胃杀虫伏，
> 清热燥湿治蛔虫，钩虫蛲虫癣疥敷，
> 水田皮炎风疹恙，显抑真菌酒浸涂。

【实验参考资料】苦楝的根皮或干皮（剥去外层棕色粗皮的内白皮）中所含的苦楝素，能兴奋兔体内及体外肠肌，使张力和收缩力增加，故用于驱虫时不需另加泻药；对血常规、血压、呼吸、子宫等均无明显影响。苦楝素对不同动物的毒性差异颇大，其敏感程度次序为猫、猴与犬、兔、大鼠、小鼠。苦楝素对胃有刺激性，大量（20～40 毫克/千克给大鼠灌胃）能使胃黏膜发生水肿、炎症、脓肿与溃疡，故胃溃疡患者宜慎重使用；较大剂量（8～10 毫克/千克）常使犬发生呕吐，在临床上也有发生头晕、呕吐者。大剂量苦楝素能伤害肝脏。犬服大剂量苦楝素（10 毫克/千克，隔日灌胃共 5 次）可引起肝细胞肿胀变性，肝窦极度狭窄，血清谷丙转氨酶及谷草转氨酶有不同程度的升高，此种毒性随单次量的增加而增加。如果剂量减少，如一次 15 毫克/千克，则未见转氨酶升高。

临床上有肝病者注意不宜应用。剂量一般应控制在 5 毫克/千克（儿童）以下。因苦楝素作用慢而持久，在鼠体内 1 周以上才全部排出，有一定的蓄积性，故不要连续使用。苦楝素有驱蛔作用。早年即证明苦楝皮的乙醇提取物在体外对猪蛔特别对其头部具有麻痹作用。临床上服苦楝素排虫时间较迟，需 24～48 小时，排出的虫体多数尚能活动，由此可得到解释。高浓度的（25%～50%）苦楝素液在体外对鼠蛲虫也有麻痹作用。苦楝的乙醇浸剂，对若干常见的致病性真菌在体外有较明显的抑制作用；热水提取物也有抗真菌作用。因此苦楝子治头癣等真菌感染时，用乙醇制剂可望提高疗效。

榧　子

【附方】治钩虫病方：榧子，槟榔，鹤虱。水煎服。

【实验参考资料】榧子能驱除猫绦虫，对钩虫有抑制和杀灭作用，临床也证明有驱钩虫作用。其有效成分不溶于水、醚、醇，而溶于苯，故入药以丸、散为宜。

> 榧子甘涩平入肺，归胃大肠杀虫贵，
> 消积润肠治钩虫，蛔虫绦虫便秘配，
> 小儿痔积与痔疮，每服三十粒炒煨。

南瓜子

【附方】

1. 驱绦虫方　南瓜子 60～120 克，去皮生食或微炒研粉，早晨空腹服下，30～60 分钟后，再用槟榔 60～120 克，水煎服。排便时坐温水盆上，2 小时后如不大便，可再用南芒硝 6～9 克开水冲服。

> 南瓜子甘温入胃，又归大肠杀虫谋，
> 主治绦虫血吸虫，二至四两研粉喂，
> 蛔虫产后手足肿，消渴顿咳痔疮兑。

2. 治血吸虫病方　南瓜子去油研粉，每日全量240～300 克内服。或用水浸膏，每毫升浸膏相当于生南瓜子仁4 克。急性病例每日用 180 毫升，慢性病例每日服 60 毫升。30 日为 1 个疗程。服药初期可能有腹泻、恶心、食欲减退等反应，均较轻微，不久即消失。晚期患者服药后黄疸指数上升，偶尔发生肝昏迷，故应慎用。

【实验参考资料】南瓜子有驱除绦虫、蛲虫、蛔虫的作用。其 1∶4 000 水溶液能在 5 分钟内杀死蛲虫或蛔虫。南瓜子能抑制血吸虫幼虫的生长发育，在性发育前期的抑制作用尤为显著，并能杀灭宿主肝内的部分幼虫。小鼠以南瓜子浓缩制剂（2～10 克/千克）灌胃，并无毒性，但口服4 克，对肺、肝、肾等可产生暂时性的病理损害，使肝内糖原减少和脂肪增加。南瓜子氨酸使肝细胞呈轻度萎缩，肝内有少量脂肪浸润，停药后则迅速恢复正常。

芜 荑（附：石榴根皮）

【附方】治疗蛔虫方：芜荑，石榴皮，使君子仁，苦楝根皮。水煎服。

【实验参考资料】芜荑醇提取物在体外对猪蛔虫、蚯蚓、蚂蟥皆有显著治虫效力。以乙醚提取的挥发油，给兔口服 1 克/千克未见毒性。其 1∶2 浸液在试管内对堇色毛癣菌、奥杜盎小芽孢癣菌等 12 种皮肤真菌有不同程度的抑制作用。

> 芜荑辛苦温或平，入胃大肠能杀虫，
> 消积主治儿疳积，蛔烧癣疥恶疮平，
> 榴根皮酸苦涩味，温归同芜杀虫灵，
> 涩肠止带治蛔绦，久痢久泻带下停。

二十八、外用药

硫　黄

【附方】治疥疮方：10%～20%硫黄凡士林膏，外擦。

硫黄酸温毒入肾，壮阳杀虫通便顺，
外治脂溢性皮炎，神经皮炎癣湿疹，
疥癣恶疮皮肤病，内治寒泻阴疽神，
阳痿冷秘腰膝痛，遗精气喘抑真菌。

【实验参考资料】硫黄与皮肤接触后变为硫化氢和五硫黄酸，然后才有溶解皮肤角质和杀皮肤寄生虫及脱毛（硫化钡）的作用。硫黄本身不活泼，内服后变为硫化物或硫化氢，刺激胃肠黏膜，使之兴奋蠕动，导致下泻。此过程需要有碱性环境、大肠杆菌，特别是脂肪分解酶的存在。肠内容中脂肪性物质较多时，易产生大量硫化氢而致泻。空气中硫化氢浓度过高，可直接麻痹中枢神经细胞而致死亡。硫黄对皮肤真菌有抑制作用，对疥虫有杀灭作用。

雄　黄

【附方】治带状疱疹方：雄黄、青黛各等份。研细粉，凉水调涂。

雄黄辛温毒入肝，归胃解毒杀虫先，
主治惊痫咳喘疟，痈疽疮毒疥秃癣，
神经皮炎黄水疮，带状疱疹虫蛇残。

【实验参考资料】雄黄水浸剂1:2浓度，在试管内对多种皮肤真菌有不同程度的抑制作用，其1%的浓度于黄豆固体培养基上实验，对人型结核杆菌、牛型结核杆菌及耻垢杆菌有抑制生长的作用。用菖蒲、艾叶、雄黄合剂烟熏2～4小时，对金黄色葡萄球菌、变形杆菌、绿脓杆菌均有杀灭作用。

硼　砂

【附方】治乳蛾、咽喉肿痛、口疮方：硼砂，青鱼胆，冰片，麝香。先将硼砂研细和青鱼胆汁调膏阴干后再研细，加入少许冰片、麝香共研极

硼砂甘咸凉入肺，清热消痰归经胃，
解毒防腐治骨鲠，扁桃腺炎痰咳淬，
咽口中耳龈诸炎，目赤翳障汗斑退，
抑制杆菌和球菌，消毒防腐功效微。

细末，装瓶备用。

【实验参考资料】硼砂的消毒防腐作用极微，但无刺激性。用平板法使培养基中含10%的硼砂，对大肠杆菌、绿脓杆菌、炭疽杆菌、福氏痢疾杆菌、志贺痢疾杆菌、伤寒杆菌、葡萄球菌、白假丝酵母菌均有抑制作用。硼砂对羊毛小孢子癣菌有较强的抑制作用。硼砂可以冲洗溃疡、脓肿部，特别是黏膜发炎如结膜炎、胃炎等，因其为碱性可使黏膜去垢；口服用于尿道杀菌，特别是当尿为酸性时，可使之成为碱性。

炉 甘 石

【附方】治湿疹瘙痒方：炉甘石，枯矾，黄柏，黄芩，黄连。共研细末，外用。

> 甘石甘平入胃经，明目去翳除湿功，
> 生肌主治疮不敛，目生翳障赤肿痛，
> 结膜睑缘红肿痛，多眵多泪湿疮平。

【实验参考资料】炉甘石为不溶于水的天然碳酸锌，广用于皮肤科，作为中度的防腐、收敛保护剂，治疗皮肤炎症及表面创伤。其能抑制局部葡萄球菌的繁殖和生长。

轻 粉

【附方】化腐生肌药方：轻粉，黄丹，煅石膏，冰片。共研细末外用。

> 轻粉辛寒而有毒，以毒攻毒肝肾入，
> 杀虫利水能通便，瘰疬梅毒疥癣枯，
> 恶疮溃疡腹水胀，大小便闭用之输，
> 抑制杆菌和球菌，治疗癣菌病外涂。

【实验参考资料】轻粉外用有杀菌作用，内服适量能制止肠内异常发酵，并能通利大便。轻粉所含甘汞，口服后，在肠中遇碱及胆汁小部分变成易溶的二价汞离子，能抑制肠壁细胞的代谢与功能活动，阻碍肠中细菌将胆绿素变为胆红素；又因肠内容物迅速排出，影响了胆绿素的转变，故服药后大便可呈绿色。二价汞离子被吸收后，还可影响其再吸收功能而有利尿作用，大剂量可致中毒。轻粉水煎剂对金黄色葡萄球菌、伤寒杆菌及福氏痢疾杆菌均有较强的抑制作用。轻粉水浸剂（1:3）在试管内对堇色毛癣菌、许兰黄癣菌、奥杜盎小芽孢癣菌、红色表皮癣菌、星形奴卡菌等皮肤真菌有不同程度的抑制作用。

水 银

【附方】祛腐肉治恶疮方：水银500克，黑铅128克。先将黑铅置锅内加热熔化，倒入水银搅拌均匀，倒出放凉即成酥松块状，用时研细。

> 水银辛寒而有毒，归心肝肾杀虫主，
> 善治疥疮顽癣疾，灭虱梅毒恶疮敷，
> 制法水银五百克，铅粉一百二十八。

【实验参考资料】水银为一种原生质毒，能和病原微生物呼吸酶中的硫氢基结合而抑制其活力，最后使其窒息而死。

铅　丹

【附方】治溃疡脓腐不净方：铅丹、黄蜡各 30 克，麻油 15 克。放入锅内，煎熬收膏，外用。

铅丹辛咸毒微寒，入心脾肝善坠痰，
镇惊解毒生肌肉，主治痈疽溃疡痉，
创伤出血烧烫伤，口疮目翳惊痫癫。

【实验参考资料】铅丹能直接杀灭细菌、寄生虫，并有制止黏液分泌的作用。

白　矾

【附方】治内痔、直肠脱垂方：6% ~ 8%明矾注射液，可用于治疗内痔和直肠脱垂。

白矾酸寒入脾经，收敛止血除湿虫，
祛痰止泻能解毒，治病痫毒黄疸病，
吐咯便血丘湿疹，肠肺耳皮炎喉痛。

【实验参考资料】内服白矾能刺激胃黏膜引起反射性呕吐，在肠内不吸收，并能制止肠黏膜分泌而有止泻作用。低浓度的白矾液有消炎、收敛、防腐的作用，高浓度会侵蚀肌肉引起溃烂。白矾对金黄色葡萄球菌、变形杆菌有抑制作用，对大肠杆菌、绿脓杆菌、炭疽杆菌、痢疾杆菌（福氏痢疾杆菌、志贺痢疾杆菌）、伤寒杆菌、副伤寒杆菌、变形杆菌，以及葡萄球菌、白假丝酵母菌等也有明显的抑制效力。对绿色链球菌、溶血性链球菌、肺炎球菌、白喉杆菌作用最强，对牛型布氏杆菌、百日咳杆菌、脑膜炎球菌次之，对流感杆菌无作用。高浓度明矾液对人型及牛型结核菌有抑制作用。1%明矾液在试管内有明显抗阴道滴虫作用。

石　灰

【附方】

石灰辛温而有毒，能入肝脾恶肉腐，
止血生肌又杀虫，主治鼠疮出血数，
疥癣湿疮烫火伤，内止泻痢崩带服。

1. 治淋巴结结核溃烂方　用生石灰块，洒水，研极细面，加适量桐油调成糊状，摊消毒纱布上贴溃疡面。每日换 1 次，或隔日换药，以愈为度。

2. 治烫火伤方　生石灰加凉开水澄清。取澄清液与麻油混合搅拌成糊状备用。外敷伤面。

蜂 房

【附方】治恶疮方：蜂房，白矾粉，白降丹粉。先将白矾粉装入蜂房窝内，以满为度，然后放瓦上焙干研粉，再加 1/10 的白降丹粉，混合研细，装瓶备用。酌情撒布或用麻油调涂患处。

> 蜂房甘平毒入胃，祛风攻毒杀虫贵，
> 主治乳痈结核病，顽癣牙痛痈疽瘰，
> 头风疼痛百日咳，惊痫风痹蜂螫配。

【实验参考资料】蜂房醇、醚及丙酮浸出物皆有促进血液凝固的作用，尤以丙酮浸出物为最强。各浸出物能增强心脏运动，使血压短时下降，并有利尿作用。蜂房的挥发油可驱绦虫，但毒性很强，能致急性肾炎，故不宜作驱虫药。丙酮浸出物能扩张体外兔耳血管；对离体蟾蜍心脏低浓度兴奋，高浓度可产生抑制，但换洗后可恢复。

土 槿 皮

【附方】治阴痒方：土槿皮，花椒，白矾，苦参，甘草，蛇床子。水煎外洗。

> 槿皮甘苦凉入脾，归肝大肠清热宜，
> 解毒杀虫能止痒，主治疮疡疥癣疾，
> 痢疾白带阴囊痒，肠风泻血脱肛医。

【实验参考资料】木槿的根与茎的乙醇浸液，蒸去乙醇后对金黄色葡萄球菌、枯草杆菌、痢疾杆菌、变形杆菌有抑制作用。

马 钱 子

【附方】治跌打损伤方：制马钱子、麻黄、制乳香、制没药各等份。共研细末，每服 0.9 克，每日 3 次。或用酒调涂患处。

> 马钱苦寒有大毒，能入肝脾通经阻，
> 散结消肿止疼痛，主治麻痹半偏枯，
> 手足无力筋骨痛，喉痹瘀滞肿痛住，
> 淋巴结核跌打损，骨折皮癌痈疽毒。

【实验参考资料】马钱子主要作用于脊髓，兴奋其反射功能，引起各种感觉器官功能的敏感，能促使抑制状态的患者苏醒，并调节大脑皮质的兴奋和抑制过程。其中的番木鳖碱可提高横纹肌、平滑肌及心肌的张力。内服能促进消化液的分泌。马钱子可治疗慢性气管炎。给动物灌胃时，镇咳作用显著，祛痰作用类似氯化铵。本品对中枢神经系统亲和力强，解离难，连用治疗量可致蓄积中毒。本品对嗜血流感杆菌有抑制作用，对常见致病性皮肤真菌有抑制作用。

血　竭

【附方】治风湿痹痛方：血竭 30
克，制马钱子 30 克，制乳香 30 克，
制没药 30 克，儿茶 30 克，麻黄 30
克。共研细面制水丸如豆大。每日早
晚各服 1 次，第 1 次服 8 丸，以后每
次加 1 丸，如感口麻不能再加或减 1~2 丸。

> 血竭甘咸平入肝，归心包经生肌赞，
> 活血止痛又止血，主治跌打损伤烂，
> 血瘀经闭瘀血痛，久不收口溃不敛，
> 痹痛瘰疬防过敏，抑制真菌治诸癣。

【实验参考资料】血竭有止血作用，能显著缩短家兔血浆再钙化时间。
血竭 1:2 水浸剂在试管内对堇色毛癣菌、石膏样毛癣菌、许兰黄癣菌等多种
致病真菌有不同程度的抑制作用。临床报道内服血竭引起过敏反应者，其周
身瘙痒，四肢及胸背部皮肤潮红、压之退色，手足有明显的血管神经性水
肿，两侧脚面和小腿连接部各有 4 厘米×4 厘米的大水疱一个，周围有豆粒
大小水疱数十个，颜色发红，还有眼皮水肿，呼吸急促，头晕等。

斑　蝥

【附方】治疗毒方：斑蝥 6 克
（去头、脚、翅后与江米共炒，以米
黄为度，去江米），巴豆 4 个，雄黄
4.5 克，月石 0.6 克，乳香（去油）

> 斑蝥辛寒有剧毒，归肠肝肾毒攻毒，
> 破血散结治恶疮，瘰疬结核顽痰除，
> 狂犬咬伤肝癌病，口眼歪斜喉蛾涂。

0.9 克，前胡 0.9 克，没药（去油）0.9 克，麝香 0.3 克，共研细末，外用。

【实验参考资料】斑蝥素对小鼠肉瘤 -180 有抑制作用。治疗组的瘤组
织呈碎块及糜烂状，而对照组的瘤组织均整齐坚实。本品对皮肤有引赤发疱
作用。斑蝥丹灸治疗家兔踝关节炎有明显的消肿效果。斑蝥水浸液在体外有
杀死丝虫幼虫的作用，对常见致病性皮肤真菌有抑制作用。小鼠注射给药，
急性或半数致死量为 25 微克/20 克，安全剂量为 15 微克/20 克。急性或亚
急性毒性实验，病理检查小鼠的心、肝、脾、肺、肾均呈不同程度的病变，
尤以心、肝病变较明显。本品经皮肤大量吸收后，可引起肾炎或膀胱炎。

蟾　酥

【附方】退管化腐方：蟾酥 3 克，
灵药 6 克，白丁香 4.5 克，雄黄 3 克，
轻粉 3 克，制乳香、制没药各 10 克，
麝香 0.6 克，蜣螂 3 个（煅用）。制

> 蟾酥甘辛温有毒，入胃少阴强心舒，
> 解毒消肿治咽痛，又疗结核瘰疬毒，
> 附骨疽和心衰竭，中风昏迷腹泻吐，
> 龋齿白细胞减少，抗炎皮抑肉瘤服。

成药条外用。

【实验参考资料】小剂量蟾酥能加强体外蟾酥心脏收缩，大剂量则使心脏停止于收缩期。华蟾酥素与华蟾酥毒除有强心作用外，还有使动物升高血压和兴奋呼吸的作用，对放射性物质引起的白细胞减少症有升高白细胞的作用。本品涂于皮肤或黏膜局部时，产生轻度麻醉，最低有效浓度为 0.5%，其麻醉时间比同浓度的地卡因长 1 倍多，故可用于表面麻醉。本品对小鼠及家兔实验性疼痛均有镇痛作用。在试管内能抑制血吸虫的活动，对其耗氧量则无影响。静脉或腹腔注射蟾酥注射液，小鼠出现呼吸急促、肌肉痉挛、心律不齐，最后麻痹而死，阿托品对此有一定的解毒作用。本品经煮沸后毒性大减。在体外蟾酥并无抑菌作用，而对于局部感染金黄色葡萄球菌和链球菌的家兔，肌内注射蟾酥注射液能阻止病灶扩散，使周围红肿消退。蟾酥皮对小鼠肉瘤 -180 及兔 B、P 瘤均有抑制作用。

大 枫 子

【附方】

1. 治皲裂、干癣及神经性皮炎方

大枫子仁 250 克，蓖麻子仁 12.5 克，红粉 10 克，薄荷冰 10 克，凡士林 500 克，樟脑 12 克。先将凡士林熔化后加入上药（除薄荷冰、红粉、樟脑）炸枯过滤，药膏快凉时将薄荷冰、红粉、樟脑研细徐徐下入，随下随搅使药混匀冷固外敷。

> 大枫子辛热有毒，入肝脾胃将风除，
> 燥湿攻毒杀虫剂，治麻风疥癣梅毒，
> 试抑结核抗酸菌，奥杜盎等癣菌涂。

2. 治荨麻疹方　大枫子仁 30 克，大蒜 15 克。上药捣烂加水 100 毫升，煮沸约 5 分钟后涂擦患部。

3. 治酒糟鼻方　大枫子肉、胡桃肉、水银、茶叶各等份。先将茶叶与水银研合，大枫子肉与胡桃肉研碎，然后将四味药混合研细，用麻油拌成糊状外用。每晨擦 1 次。但对汞剂有过敏史者忌用。用药量宜少，多则引起皮炎，如已形成皮炎则应停药，用 2% 硼酸水冷湿敷，内服维生素 B、维生素 C，注射钙剂，皮炎愈合后仍可继续治疗，但药量应再减少。

密 陀 僧

【附方】治湿疹、痤疮方：密陀僧，炉甘石，硫黄。共为细末外敷。

【实验参考资料】密陀僧膏 2% 浓度试管中对共心性毛癣菌、堇色毛癣

> 密陀僧咸辛平毒，入肝脾经敛肉腐，
> 消肿杀虫坠痰惊，湿疹癣疥腋臭涂，
> 疮疡不敛痔惊痫，抑制癣菌真菌除。

菌、红色毛癣菌及铁锈色小芽孢菌呈抑制作用。在4%浓度时对絮状表皮癣菌、石膏样毛癣菌、足趾毛癣菌、趾间毛癣菌，许兰黄癣菌及其蒙古菌种等均呈抑制作用。木品1∶3水浸剂在试管内对多种皮肤真菌也有不同程度的抑制作用。外用可减轻炎症。

砒　石

【附方】

1. 治走马牙疳方　大枣，砒石。大枣去核，入砒石于枣内，烧灰研细。用时将食指洗净蘸药少许擦肿处，10分钟后用淘米水漱口，勿咽下。

> 砒石辛酸大热毒，入肠胃经蚀虫屠，
> 截疟除痰止喘息，治痈结核熏吸入，
> 寒痰哮喘疟痈癣，牙疳枯痔管化腐。

2. 治结核病方　将红砒制成5%溶液，用离子透入法直接透入到病灶上；或将红砒经三次升华精制后，制成2%等渗溶液静脉注射；或将红砒加水煮沸，利用其蒸气熏蒸一定部位。治肺、淋巴、骨关节结核及结核性脑膜炎、结核性瘘管均获一定疗效。治疗当中有一定毒性反应。

【实验参考资料】砒石含三氧化二砷，具有砷剂的基本药理和毒性。砷有原浆毒作用，且能麻痹毛细血管，抑制含巯基酶的活性，并使肝脏脂变，肝小叶坏死，心肝肾肠充血，上皮细胞坏死，毛细血管扩张。枯痔散中含砒，如给兔耳每日涂敷，可致干性坏死，以致脱落。实验证明不含三氧化二砷的制品则无此作用。枯痔散中含砷量为8%～16%，易自黏膜面吸收，应用不当可致急性砷中毒。急性中毒症状有：呕吐，淘米水样腹泻，蛋白尿，血尿，眩晕，头痛，发绀，晕厥，昏睡，惊厥，麻痹，以致死亡。暴发型可无上述明显症状，迅速即发生虚脱、惊厥、麻痹而死亡。一般认为砷与含巯基酶结合，影响酶的活性，从而严重干扰组织代谢，出现中毒，所以临床急救时皆用二巯基丙醇解毒。

红药子

【附方】治烧伤方：红药子，黄连，黄柏，白及。研细粉，麻油调涂。

> 红药子酸苦涩寒，清热解毒止血验，
> 消肿止痛治泻痢，乳蛾痈肿胃肠炎，
> 腰腿疼痛便血崩，狂犬咬伤烧伤痊，
> 能抑杆菌和球菌，多种病毒也能歼。

【实验参考资料】本品所含之朱砂莲甲素（大黄素）、朱砂莲乙素（大黄素甲醚），对金黄色葡萄球菌、大肠杆菌、绿脓杆菌、福氏痢疾杆菌有抑制作用。朱砂莲水浸液有抗多种呼吸道及肠道病毒的作用。

土　大　黄

【附方】治贫血方：土大黄，当归，黄芪。水煎服。

> 土大黄苦辛性凉，清热解毒止血长，
> 祛瘀通便杀虫药，疗疬疮毒肺脓疡，
> 咯血乙脑湿疹癣，急慢肝炎便秘畅。

【实验参考资料】土大黄煎剂可使小鼠凝血时间显著缩短，应用肝素使其凝血时间延长后，再用煎剂仍可使其缩短。小鼠静脉注射伊文蓝，再于局部皮下注射组胺，则于注射组胺之局部不久出现蓝晕，如预先腹腔注射土大黄煎剂则可阻断或推迟蓝晕的发生，说明它能使毛细血管收缩、通透性降低；蟾酥全身血管灌流实验表明，它可使血管收缩。其有效成分为所含的蒽醌类衍生物，炒炭后游离的、结合状态的大黄素和大黄酚，其作用大部分被破坏。酒炒或酒蒸后，也能使部分蒽醌类衍生物破坏，其活血散瘀、清热解毒、润肠止血的作用显著减弱。因此本品以生用为宜。

虎　　杖

【附方】治急性肝炎方：虎杖，茵陈，栀子，黄柏，黄芩，大黄。水煎服。

> 虎杖苦酸平或凉，清热解毒消肿强，
> 活血通经又利尿，祛风利湿止痛伤，
> 肝肠咽喉诸炎痛，支气管肺肾炎烫，
> 经闭尿感风湿痛，蛇咬便秘癣疮良。

【实验参考资料】虎杖对外伤出血有明显的止血作用，并有良好的镇痛作用。虎杖粉对创面绿脓杆菌感染有抑制其扩散的作用，并能抑制肉芽组织的生长；对动物实验性糖尿病，能降低其发生率和死亡率。兔静脉注射从虎杖中提得的草酸，可引起低血糖休克。体外实验，虎杖煎液（25%）对金黄色葡萄球菌、大肠杆菌、卡他球菌、甲型或乙型链球菌、白色葡萄球菌、绿脓杆菌有抑制作用。用人胚肾原代单层上皮细胞组织培养，虎杖10%水煎液对流感亚洲甲型京科68-1株病毒、弧儿病毒、单纯疱疹病毒均有抑制作用。同法测定2%煎液对腺病Ⅲ型、脊髓灰白质炎Ⅱ型、肠道病毒、乙型脑炎京卫研1号、单纯疱疹等7种有代表性的病毒株，都有明显的抑制作用。

地　柏　枝

【附方】治胆囊炎方：地柏枝，金钱草。水煎服。

> 地柏枝淡微苦凉，清热利湿解毒良，
> 止血治吐痔便血，咯血血崩烧烫伤，
> 黄疸肝炎全身肿，惊风湿疹肿毒疮。

【实验参考资料】提取物（可能

为醛类成分）在体外与整体动物均有加速血凝及止血作用，可延迟纤维蛋白的溶解，能增加兔末梢血液中血小板总数，白细胞数也有升高。其毒性很低，对小鼠静脉注射用量的 125 倍，观察 3 日，活动无异常。

酢 浆 草

【附方】治疗急性肝炎方：酢浆草，夏枯草，车前草，茵陈，金钱草，加水 1 100 毫升，煎成 800 毫升，再加白糖 70 克，分 3 次服。

【实验参考资料】本品对金黄色葡萄球菌、绿脓杆菌有抑制作用。

> 酢浆草酸寒清热，利湿凉血散瘀结，
> 消肿解毒疗泻痢，肠肝咽炎感冒热，
> 尿路结石痛疗癣，跌打蛇伤吐衄血，
> 湿疹带下和烧伤，抑制球菌用之灭。

南 瓜

【附方】

1. 驱蛔虫方　南瓜生吃，成人每次 500 克，儿童 250 克。2 小时后再服泻药。连服 2 日。试治 10 例，6 例驱出蛔虫，最多的达 100 余条，最少 2 条。

> 南瓜甘平温胃脾，补中益气杀虫敌，
> 清热解毒能止痛，生服驱蛔加泻剂，
> 瓜瓤清热能利湿，解毒拔弹用瓜蒂。

2. 拔弹取异物方　去瓤南瓜、蓖麻子各 30 克，土鳖虫 15 克，桐油适量捣烂，敷于伤口约 10 小时，可引金拔弹、驱异物。也可用南瓜蒂适量烧存性，研末敷伤处。

3. 治烧伤方　南瓜瓤、朴硝各适量，捣烂敷患处。或南瓜蒂适量烧炭存性，研末茶、油调涂。也可用南瓜根粉 500 克，冰片 15 克，炉甘石 30 克，麻油调擦患处。

4. 拔弹药方　活磁石 40%，麝香、硫黄各 10%，冰片、水银各 2%。先将水银、硫黄和匀捣烂，然后再把磁石、冰片、麝香共加入和匀储于瓶中备用。治疗时用上药敷于伤口，外面再加敷南瓜瓤，或用消炎退肿之类的草药或用豆腐渣敷于伤口上，24 小时内沙子、铁片即可拔出。拔出后再用下列药物抗炎消肿：泡桐根皮、青鱼胆、十大功劳叶、梧桐树根、骨碎补、萱麻根等共捣烂敷伤口，1 周左右可愈。

二十九、抗癌药

半 枝 莲

【附方】治痈肿方：半枝莲 30 克，蒲公英 30～60 克，金银花 30 克。水煎服。

半枝莲苦凉肺肝，清热解毒活血选，祛瘀消肿治烫伤，抗癌消瘤蛇伤痊，乳痈肝炎肝腹水，肺痈痛肿阑尾炎，抑制球菌和杆菌，加减配伍方更验。

【实验参考资料】本品浸剂经乙醚提取的黄色针状结晶形物质，经动物实验证明有利尿作用。浸剂给动物静脉注射有降压作用，但口服（治疗量）未产生降压作用，这可能是因为降压的有效成分不易被胃肠道吸收所致。煎剂对金黄色葡萄球菌、伤寒杆菌、福氏痢疾杆菌、大肠杆菌、绿脓杆菌均有抑制作用。

白花蛇舌草

【附方】治肠痈早期方：白花蛇舌草 30～60 克。水煎服。

白花蛇舌草甘淡，寒凉归入心脾肝，解毒抗癌又利尿，强抑肿瘤细胞全，治咽肝炎阑尾炎，尿路感染蛇毒散。

【实验参考资料】本品对急性淋巴细胞型、单纯细胞型、粒细胞型及慢性粒细胞型的肿瘤细胞有较强的抑制作用。在体外对急性淋巴细胞型、单核细胞型、粒细胞型及慢性粒细胞型的肿瘤细胞有较强的抑制作用。用瓦氏呼吸器测定，对前二者的抑制作用也较强。体外抗菌作用并不显著，只对金黄色葡萄球菌和痢疾杆菌有微弱作用。观察煎剂对正常人的作用，人工阑尾炎的网状内皮系统吞噬功能及白细胞在体内、体外吞噬细胞活力等为其因素。

喜 树

【附方】治银屑病、玫瑰糠疹、局限性神经皮炎、表皮霉菌病方：喜树果 75% 乙醇浸剂，外搽。共治疗 297 例。痊愈 187 例，好转 71 例，无效 39 例。

【实验参考资料】喜树碱对小鼠Ⅰ615 白血病、吉田肉瘤、肉瘤－180、肉瘤－37 及艾氏腹水癌等肿瘤均有一定的抑制作用，其中对小鼠白

> 喜树苦涩寒凉毒，抗癌清热消结主，
> 试治急慢白血病，胃结直肠癌能阻，
> 血吸虫病肝脾大，草样霉菌银屑涂。

血病及大鼠吉田肉瘤的疗效较为显著。喜树果煎剂及酒提粗制剂的药理作用与喜树碱相似，对于动物实验性肿瘤的疗效较好，其副作用较小。对犬的毒性主要表现为消化道反应如恶心、呕吐，大剂量出现消化道和膀胱黏膜出血、白细胞下降。经病理组织学观察，大剂量喜树果注射液对小鼠的肝脏、肾脏及心肌毒性较大。

龙　葵

【附方】

> 龙葵苦寒有小毒，肺胃大肠热毒除，
> 活血消肿能利尿，感冒尿路炎病服，
> 乳腺支气管肾炎，癌肿丹毒蛇伤敷。

1. 治恶性葡萄胎、子宫绒毛膜癌、卵巢癌、肝癌方　鲜龙葵全草 60 克（干品 30 克），鲜半枝莲 125 克（干品 62.5 克），紫草 150 克。每日 2 次煎服。治疗恶性葡萄胎 4 例均获愈。配合手术切除、化疗、放射治疗子宫绒毛膜癌、卵巢癌肿、肝癌等多例，也取得不同程度的效果。

2. 治癌症胸腹水方　鲜龙葵 500 克（干品 125 克）。水煎服，每日 1 剂。

3. 治纤维肉瘤方　龙葵 30～100 克，水煎服。

【实验参考资料】龙葵提取物有抗炎作用。所含澳洲苏胺有可的松样作用，降低血管通透性及透明质酸酶的活性，对动物的过敏性、烧伤性、组胺性休克有某些保护作用，还能增加小鼠胰岛素休克的存活率，并能促进抗体的形成。龙葵果酒浸膏、氯仿提取物及水溶部分，经动物实验证明，均有明显的祛痰作用。龙葵果乙醇提取物有显著的镇咳作用。龙葵碱作用类似皂苷，能溶解血细胞。据报道剂量过大时可引起白细胞下降。过量中毒可引起头痛、腹痛、呕吐、腹泻、瞳孔散大、心跳先快后慢、精神错乱甚至昏迷。龙葵煎剂对金黄色葡萄球菌、痢疾杆菌，以及伤寒杆菌、变形杆菌、大肠杆菌、绿脓杆菌、猪霍乱杆菌均有一定的抑制作用。

猪　殃　殃

【附方】治皮肤癌方：鲜猪殃殃 150 克，捣汁，调猪油敷患处。

> 猪殃殃辛苦寒凉，清热解毒抗癌恙，
> 下颌甲状乳腺癌，白血病与宫颈疡，
> 尿路感染阑尾炎，水肿崩带痛外伤。

菝 葜

【附方】

1. 治胃、食管、直肠、乳腺、宫颈、鼻咽癌方　菝葜根块洗净切片，晒干每日用干品 250～500 克，浸入 3 000～3 500 毫升水中，1 小时后用文

菝葜甘酸平祛风，利湿解毒消癌肿，
癌瘤痈疽蛇咬伤，胃炎痢疾糖尿病，
关节肿痛乳糜尿，叶治烫伤痈疖疔，
强抑胃肠致病菌，痔疮鲜叶洗收功。

火煎煮 3 小时去渣，加入肥肉 30～60 克，再煎 1 小时，约得煎液 500 毫升，于 1 日内多次饮服，对上述诸癌症尤以胃癌和食管癌效果较好。此方能增进食欲，减少呕吐，疏通狭窄食管，以及利尿消肿，增强体力，增加红细胞及血红蛋白，并有一定的止痛安眠作用，对脾胃虚寒体质者较为适宜；阴亏偏热体质者服后常易引起口干烦躁、便秘尿赤、口黏膜破溃，或便血、胃肠道出血。故对应用放射治疗后引起一系列热反应者不宜应用。本品对消化道致病菌有抑制作用，对肠道黏膜发炎的充血、水肿有收敛作用。因此，应用于宫颈放射治疗后的直肠结肠反应、出现黏液血便者，有良好效果。由于本品含有皂素及鞣酸等杂质，对胃肠道黏膜有一定的刺激性，所以加用猪肉同煎以中和皂素及杂质，以免刺激胃肠引起恶心呕吐。

2. 治乳糜尿方　菝葜根块茎、楤木根各 30 克。水煎服。

3. 治牛皮癣方　菝葜根 20～40 克，用温开水 1 500 毫升，浸泡 10 小时，煮沸 40～50 分钟，每日分 2～3 次饭后服。

4. 治风湿性关节痛方　菝葜、虎杖各 30 克，寻骨风 15 克。白酒 750 克。上药入酒内泡 7 日。每次服 15 克，早晚各服 1 次。

【实验参考资料】 本品对肠胃道致病菌有抑制作用。

狗 舌 草

【附方】 治肾炎水肿方：鲜狗舌草 2～3 株，捣烂，以酒杯覆敷脐部，每日 4～6 小时。

狗舌草苦寒毒小，清热解毒又利尿，
治肺脓疡尿路炎，溲难肾炎水肿消，
口炎疮疖白血病，能抑网状恶细胞。

【实验参考资料】 以亚甲蓝试管法证明，狗舌草对白血病细胞有较强的抑制作用。

山 慈 菇

【附方】

1. 治乳癌方　山慈菇 15 克，蒲公英 30 克，漏芦 15 克，夏枯草 30 克，

炮甲片9克。水煎服。

2. 治食管癌胃癌方　山慈菇30克，雄黄60克，人指甲9克，全蝎、蜂房、鸡内金各30克。共研细面，炼蜜为丸。以白花蛇舌草30克煎水送服药丸，每次服9克。

【实验参考资料】山慈菇其鳞茎中含山慈菇苷和秋水仙碱。内服后秋水仙碱在体内氧化成氧化二秋水仙碱，有剧毒，对消化系统、泌尿系统均产生严重的刺激症状，对神经系统有抑制作用，产生上行性麻痹，如累及膈肌则引起呼吸运动障碍；严重者可产生水与电解质平衡紊乱，引起低氯、低钾、碱中毒或酸中毒，出现不同程度的休克症状，甚至可因呼吸衰竭而死。

十大功劳

【附方】治关节疼痛方：十大功劳，菝葜。水煎服。

【实验参考资料】华南十大功劳在以艾氏腹水癌作体内抗癌的筛选试验中，发现其中所含成分异汉防己碱有抗癌作用，其生物碱能抑制肾上腺素的升压作用。10%十大功劳茎、叶煎剂对金黄色葡萄球菌、伤寒杆菌中度敏感。狭叶十大功劳对福氏痢疾杆菌、金黄色葡萄球菌、甲型链球菌、枯草杆菌均有抑制作用。宽叶十大功劳的水煎剂25%在体外对金黄色葡萄球菌、大肠杆菌、绿脓杆菌有轻度抑制作用。

长 春 花

【实验参考资料】从长春花中分离出的生物碱，多具有抗肿瘤作用，其中以长春碱、长春新碱最有价值。长春碱主要作用于霍奇金病、绒毛膜癌，

对小鼠的移植性急性淋巴细胞白血病 p－1584 有明显抑制作用，尤以长春碱的硫酸盐生物效应最突出。长春新碱对小鼠艾氏腹水癌有明显的抑制作用。长春花全草的水煎剂、酒浸剂及总生物碱等给予麻痹犬皆有不同程度的降压作用。在降压过程中对心跳及呼吸频率也无明显的影响。

粗榧子

【附方】治疗钩虫病方：炒榧子，使君子，蒜瓣。水煎服。

【实验参考资料】中国粗榧煎液灌肠，对小鼠肉瘤S-180有一定抑制作用，但毒性太大。从中分离出红碱1对小鼠肉瘤S-180也有同样效果（腹腔注射）。用其氯仿提取物制成注射剂，药效有所降低。

> 榧子甘涩辛有毒，驱虫消积抗癌主，
> 善治蛔虫钩虫病，食积淋巴肉瘤服，
> 食管贲门胃肺癌，淋巴肉瘤效突出。

石蝉草

【附方】治气管支气管炎方：石蝉草，白及，鱼腥草。水煎服。

> 石蝉草辛淡平凉，清热化痰利水长，
> 祛痰散结抗癌肿，胃肝食管癌瘤衷，
> 肺癌乳腺癌哮喘，结核肾炎痈烫伤。

狼 毒

【附方】治阴痒方：狼毒，花椒，百部，蛇床子。水煎后外洗。

【实验参考资料】从瑞香狼毒根中提得一种狼毒苷，原称川狼毒素的抗菌物质，其毒性很低。狼毒煎剂灌胃6克（生药）／千克，可提高小鼠痛阈。叶、根中可能含有蒽苷，能增强小肠蠕动，治疗便秘。狼毒大戟的根可用于杀蛆，灭孑孑。狼毒对大肠杆菌、宋内痢疾杆菌、变形杆菌、伤寒杆菌、副伤寒杆菌、绿脓杆菌及霍乱弧菌等肠内致病菌完全有抑制作用。川狼毒素能抑制一种真菌、金黄色葡萄球菌与链球菌的生长。

> 狼毒有毒苦辛平，入手太阴逐水灵，
> 散结止痛杀虫好，胃肝肺癌结核病，
> 乳头腺癌甲状腺，水胀疥癣杀蝇虫，
> 抑制杆菌和球菌，弧菌真菌一扫清。

野 百 合

【实验参考资料】野百合碱对小鼠肉瘤S-180、白血病Ⅰ615、大鼠瓦克癌-256等均有一定的抑制作用，其中以瓦克癌-256疗效最为显著。另外，野百合碱临床试用于皮肤癌及子宫癌有较好的疗效，对白血病也有一定效果。野百合碱口服、肌内或静脉注射很快出现于血液中，一次给药后经72小时尚能测出野百合碱及其代谢物，说明有明显的蓄积性，主要积聚于

> 野百合毒平淡苦，清热利湿又解毒，
> 抗癌治疗食管癌，鳞状上皮癌也主，
> 宫颈癌用注射剂，痢疾痔积疗疮除。

肝、肺、肾，主要排泄途径为尿。农吉利甲素对小鼠半数致死量为325毫克/千克。农吉利甲素亚急性毒性实验主要对消化道、肝、肾方面有损害。消化道方面，食欲明显降低，粪便潜血实验阳性。肝脏方面，小剂量组谷丙转氨酶无明显上升，病理学上有肝细胞肿胀；大剂量组谷丙转氨酶呈进行性升高，病理学上有肝细胞坏死。在泌尿系统方面，尿检中见红细胞、白细胞及透明管型等，病理学上肾小球、肾小管等有不同程度损害，严重者有坏死现象。腹腔给药能引起大鼠排尿无力现象，体重下降。

山 茶 花

【附方】治吐血咳嗽方：宝珠山茶 10 朵，红花 15 克，白及 30 克，大枣 120 克，水煎 1 碗服之，渣再煎再服，大枣不定时食之。

> 山茶花甘苦辛凉，能入肝肺凉血方，
> 止血散瘀又消肿，抑制肿瘤难生长，
> 吐衄肠风崩痢淋，跌打损伤烧烫伤。

【实验参考资料】山茶苷给予大鼠或小鼠口服 1～3 个月，可抑制移植性软组织肿瘤的生长，并抑制 9，10－二甲基－1，2－苯并蒽引起的成横纹肌细胞瘤的形成。山茶苷有强心作用，饮用山茶皂苷有溶血作用。

千 金 子

【附方】治疗毒蛇咬伤：千金子 20～30 粒（小儿酌减）捣烂，用米泔水调服。治疗 160 例，一般服 1 次，重者服 3 次即效。神昏者加龙胆草 30 克，煎服。

> 千金子辛有毒温，能入肺胃膀胱分，
> 逐水消肿破血证，试抑白血病癌准，
> 水肿便秘血瘀闭，疥癣蛇咬疣赘斟。

【实验参考资料】经初步筛选试验，本品鲜草对急性淋巴细胞白血病及粒细胞白血病、慢性细胞白血病、急性单核细胞白血病均有抑制作用。其种子含固定油，新鲜时无色、无味，但可很快变恶臭而有强辛辣味，对胃肠有刺激，可产生峻泻，作用强度为蓖麻油的 3 倍，致泻成分为千金子甾醇。山羊食此种植物后，在其乳汁中也含有此种毒性物质。从茎、叶破处流出的乳液，接触皮肤或黏膜，则诱发炎症或糜烂。

无 花 果

【附方】

1. 治咽喉刺痛，肺热声嘶方　无花果 15 克，青果 12 克，冬凌草 15

> 无花果甘平入肺，归脾大肠抗癌类，
> 润肺润肠消肿毒，治白血病肉瘤痞，
> 乳癌咳喘咽喉痛，肠炎痢疾痛肿退。

克。水煎 2 次，早晚各服 1 次。

2. 治痔疮方　无花果 100 克，水煎洗。

【实验参考资料】无花果含丰富的营养成分，供食用。在便秘时可用作食物性轻泻剂。树的乳胶汁中含有抑制大鼠移植性肉瘤之成分。干果的水提取物经活性炭、丙酮处理后，所得之物质有抗艾氏肉瘤的作用。从未成熟果食中所得的乳汁能抑制大鼠移植性肉瘤、小鼠自发性乳癌，致使肿瘤坏死，又能延缓移植性腺癌、骨髓性白血病、淋巴肉瘤之发展，使其退化。将此乳汁静脉注射 0.02 毫升（大鼠）或 0.05 毫升（兔），可使动物立即死亡，解剖可见内脏毛细血管损害与腹腔注射之情况相似。皮下注射可引起局部坏死，口服则无毒。其石油醚、乙醚提取物对兔、猫、犬均有降压作用。

牛耳大黄

【附方】治崩漏、胃溃疡出血、血小板减少症方：土大黄、乌贼骨各 30 克，白及 15 克，紫珠草 15 克，共研细面，每次冲服 3 克，每日 2～3 次。

> 牛耳大黄苦酸寒，入心肝肠能通便，
> 清热凉血杀虫用，伤害肿瘤治肝炎，
> 结核咳血痢便秘，子宫崩痔吐血痊，
> 抑制杆菌和球菌，又治痈疮皮炎癣。

【实验参考资料】根的水煎剂、去蛋白后水煎液给小鼠灌胃均有明显止咳作用（氨水喷雾引咳法），但小鼠均有腹泻、腹胀、松毛的反应。从其中分离出的大黄素、大黄酚均有较明显的止咳作用，大黄素的作用强于大黄酚。其总蒽醌也有轻度止咳作用，大黄酸则无止咳作用。小鼠大腿肌内接种肉瘤 S-37 后 6 日，1 次皮下注射皱叶酸根的醇提取物，6～48 小时后对肿瘤检查，可见到药物对肿瘤的伤害作用，其酸性提取物效力可更强。全草提取液对金黄色葡萄球菌、大肠肝菌有抑制作用。

水 仙 根

【附方】治一切肿毒、痈疽、乳痈方：水仙根用温开水洗净捣烂，敷患处。

> 水仙苦辛寒毒小，入心肺经解毒好，
> 散结消肿抗癌瘤，肉瘤腹水癌可消，
> 腮腺炎与痈疔毒，虫咬鱼骨鲠有效。

【实验参考资料】水仙总生物碱 20～30 毫克/千克腹腔注射，对大鼠肉瘤、小鼠肉瘤及艾氏腹水癌均有明显疗效。根茎粗制浸剂及总生物碱对豚鼠、兔、猫的体外及体内子宫都有强大的兴奋作用，大剂量可出现强直性的收缩；对体外豚鼠子宫作用更显著；对怀孕豚鼠有明显的堕胎作用。水仙煎剂对小鼠淋巴细胞性脉络丛脑膜炎病毒感染有一定疗效，体外试验也有效。内服慎用。

冬青叶

【附方】治肾炎方：冬青叶，鱼腥草，益母草，黄芪，车前子，玉米须。水煎服。

【实验参考资料】冬青煎剂及注射液（煎剂浓缩加乙醇沉淀去杂质），以及从冬青中分离出来的原儿茶酸（四季青素），体外实验对伤寒杆菌、产碱杆菌及枯草杆菌均有不同程度的抑制作用。原儿茶酸对小鼠实验性 HE 肉瘤及肉瘤 S－180，有轻度抑制作用，经动物实验证明有退热作用。家兔灌服四季青煎剂或肌内注射四季青注射液后，排出之尿液也具有明显的抗菌作用。此药稳定，消化道内吸收完全，肾脏是它的一个主要排泄途径。四季青的急性毒性较小，灌服冬青药水对小鼠的半数致死量为233.2 克±11.56 克生药/千克，相当于成人的日服量（1.2 克生药/千克）的 194 倍。四季青水煎剂有很强的抑菌、杀菌作用，其水煎剂和提取物对金黄色葡萄球菌、福氏痢疾杆菌、宋内痢疾杆菌、大肠杆菌、绿脓杆菌、变形杆菌等均有明显的抑制作用。

苣荬菜

【附方】治急性喉炎方：苣荬菜 30 克，冬凌草 15 克，山豆根 10 克，灯心草 3 克。水煎 2 次，早晚各服 1 次。

【实验参考资料】苣荬菜水煎浓缩乙醇提取液对急性淋巴细胞白血病、急慢性粒细胞白血病患者的血细胞脱氢酶都有明显抑制作用。但对这两种病患者的白细胞呼吸并无抑制作用。

儿 茶

【附方】治疗疮疡腐脱久不收口方：儿茶 10 克，血竭 10 克，煅珍珠 10 克，轻粉 3 克，麝香 3 克，冰片 0.3 克。共研成细粉。用时撒于溃疡面上用消毒敷料盖好。每日或隔日换药 1 次。

【实验参考资料】儿茶在体外有较强的杀死腹水癌细胞的作用。给空腹家兔以不同浓度的儿茶水溶液能抑制十二指肠及小肠的蠕动，促进小肠的逆蠕动而有止泻作用，对大肠几乎无作用。方儿茶或称褐儿茶，含多量鞣质，故可作收敛剂。儿茶鞣质给小鼠口服或注射，能增进毛细血管的抵抗力，如预先使豚鼠缺乏维生素 C，则加用儿茶鞣质，可增进维生素吸收，儿茶精也有此作用。儿茶鞣质还能抑制大鼠实验性膀胱结石之形成。其水煎剂对金黄色葡萄球菌及绿脓杆菌、白喉杆菌、变形杆菌、福氏痢疾杆菌、伤寒杆菌均有抑制作用。鞣质之防腐作用主要使细菌不能获得食物营养，在培养基上，10% 溶液 24 小时可杀菌。20% 煎剂在体外能伤害腹水癌细胞。其叶的提取物对金黄色葡萄球菌、大肠杆菌均有抑制作用。

臭　艾

【附方】

1. 治疗小儿惊风方　鲜臭艾 15 ~ 20 克。水煎 2 次，早晚各服 1 次。
2. 治疗小儿头上肿疖方　臭艾叶捣烂取汁，和青黛调后涂患处。

> 臭艾苦辛寒祛风，退热利尿善消肿，解毒灭癌治感冒，惊风瘰难风湿痛，泄泻疝气经闭损，湿疹热毒疮疡平。

【实验参考资料】臭艾在体外，有杀灭肿瘤细胞的作用。所含挥发油有难闻的气味和刺激性，用于皮肤可引起烧灼感、发红和起疱，内服则引起剧烈胃痛、呕吐或衰竭、意识模糊、抽搐等，对低等动物可引起肝变性和实质性肾炎。全草所含的总碱有解除平滑肌痉挛的作用，以山小橘碱为最强，崖椒碱及一种喹啉类生物碱次之，菌芋碱及香草木宁碱则更次之，效力与罂粟碱相当。有人报告所含花椒毒素对日光照射损伤有保护作用，服用时期越久，皮肤角质层越厚、越致密，对日光照射也越能耐受，内服未见严重副作用。曾报道花椒毒素等腹腔注射，可使小鼠的紫外线照射引起皮肤癌概率增加，口服却有保护作用，但口服的保护作用未被证实。

臭　灵　丹

【附方】治疗腮腺炎方：鲜臭灵丹，捣烂敷患处。

> 臭灵丹苦辛性寒，清热解毒消肿验，能抑白血病细胞，蛇咬外伤气管炎，咽炎乳蛾腮腺肿，疟疾烧伤痈毒痉。

【实验参考资料】臭灵丹水煎浓缩乙醇提取液对急性淋巴细胞白血病、急性粒细胞白血病及急性单核细胞白血病患者的血细胞脱氢酶都有较强的抑制作用。对于急性淋巴细胞白血病患者白细胞的呼吸也有明显抑制作用（瓦勃呼吸器测定法）。家兔吸入 0.9% 氨水 2 小时可产生上呼吸道急性炎症，口服臭灵丹液（先提取其挥发油，再将药渣做成煎剂，并将挥发油加入煎剂中，每毫升含生药 5 克）3 毫升/千克，能显著减少上呼吸道黏液分泌。可能是因为本品所含挥发油部分由呼吸道黏膜排泄，对其有温和刺激，改善局部血液循环，促进炎症痊愈，减少过多的痰量。对实验性支气管炎的治疗：麻醉兔气管内注入巴豆油 2～3 滴则出现流涎、支气管分泌增多、气喘呼吸困难等急性支气管炎症状，于 2 小时内死亡；如口服臭灵丹液 10 毫升/千克，每 1.5 小时 1 次，共 2 次，则动物延迟至 12 小时内死亡。

羖羊角

【附方】治打仆伤痛方：羖羊角屑，以砂糖水拌，瓦焙焦，为末。每服热酒下 6 克，另揉痛处。

> 羖羊角咸寒肝心，清热镇静明目珍，
> 解毒能抑艾氏癌，惊痫风热头痛饮，
> 烦闷吐血青盲眼，痈肿跌打损伤斟。

【实验参考资料】小鼠接种艾氏腹水癌后 3 日，灌胃给予羖羊角 100% 煎剂 0.1 毫升/（10 克·日）或按 5% 的浓度混于饲料中。给药后第 4 周，前者按瘤体积计算其抑制率为 79.69%，按瘤重计算其抑制率为 75.43%；后者按瘤体积计算，其抑制率为 46.24%，按瘤重计算其抑制率为 31.65%，灌胃法较混入饲料者抑瘤效果好。

番 木 瓜

【附方】治风湿性关节炎方：木瓜，豨莶草，老鹳草，桑寄生，当归，川芎，赤芍。水煎 2 次，早晚各服 1 次。

> 番木瓜甘其性平，抗癌用治白血病，
> 胃痛痢疾可选用，二便不利服之通，
> 风痹脚烂和心痛，手足麻痹汁驱虫。

153

【实验参考资料】番木瓜碱有杀灭阿米巴原虫的作用，临床应用其盐酸盐皮下注射也有效。浆汁及木瓜蛋白酶用于驱除绦虫、蛔虫及鞭虫等有效，后者的灭蛔虫作用已经实验证明。从种子中分离出的异硫氢酸苄酯有驱蛔作用，而且除局部刺激外无任何毒性。番木瓜苷也曾用作驱虫剂。木瓜蛋白酶能帮助蛋白消化，可用于慢性消化不良及胃炎等，也可用于腹腔注射防治粘连再发，效果比胰蛋白酶好。未成熟果实的浆汁在炭疽病灶中能消化损坏的组织，而健康的组织不受影响；成熟的果实效果较差。木瓜蛋白酶水溶液可溶解小血块，如加入微量谷胱甘肽则溶解更快，且土霉素、金霉素、氯霉素、链霉素可延缓这一作用，青霉素、磺胺对此则无影响。所以木瓜蛋白酶可用于有坏死组织的创伤、慢性中耳炎，溶解白喉伪膜以及烧伤时的酶性清创。木瓜蛋白酶是有效的抗原，无论吸入、内服、注射及局部应用均能发生过敏。它可释放组胺，静脉注射毒性很大。

蜂　乳

【附方】治急性传染性肝炎方：口服 1% 王浆蜂蜜（用王浆与蜂乳调成），4 岁以下 5 克，5～10 岁 10 克，10 岁以上 20 克。每日 1 剂，2 次分服，20 日为 1 个疗程。

> 蜂乳甘酸平滋补，强壮益肝健脾土，
> 强抑白血病乳癌，体虚羸瘦肝炎服，
> 神经官能高血压，溃疡糖尿风湿除。

【实验参考资料】蜂乳对动物有增进食欲、促进代谢和毛发生长、增加体重的作用，可促进衰弱器官功能恢复正常，预防衰老。蜂乳可使小鼠在恶劣环境中（如饥饿、疲劳、缺氧、寒冷、高温）的死亡时间推迟；能使红细胞直径增加，网状细胞数目增多，血红蛋白升高，血小板数目增加；有促进大鼠神经组织再生的作用；对肾部分切除，也有促进组织再生作用。蜂乳对大鼠、小鼠、豚鼠、鸡、家蝇均有促性腺功能，使大鼠卵巢重量增加和性成熟均较正常快，还可使动物胸腺萎缩，有促肾上腺皮质激素样作用。对大鼠因四氧嘧啶引起的糖尿病有降低血糖的作用。蜂乳对小鼠实验性肝炎有保护作用，可使血清内肝及肝组织内转氨酶降低，并促进肝细胞再生。1:10 000浓度蜂乳对体外猫冠状血管和后肢血管均有持久的扩张作用。给猫注射蜂乳有降压作用。

鱼　鳔

【附方】

> 鱼鳔甘平归肾经，补肾益精生血功，
> 滋养筋脉散瘀肿，肾虚滑精破伤风，
> 吐血创伤出血崩，食管胃癌痔瘘病。

1. 治食管癌、胃癌方　鱼鳔用油炸酥，压碎。每服 5 克，每日服 3 次。

2. 治破伤风方　鱼鳔烧七分留性，研细，入麝香少许。每服 6 克，酒调服或米汤送下不饮酒。

3. 治痫症方　鳔胶（微焙，抗粉炒黄色）、皂矾（炒黄色）各 30 克，朱砂 10 克。共为细末，每服 9 克，热酒送下，每日 2 次。

壁　虎

【附方】

1. 治食管癌方　每日用壁虎1条和米适量（炒至焦黄）研成细粉，分2～3次以少量黄酒调服。治4例，临床症状均消失。作钡餐造影复查，1例食管下段狭窄消失，但内缘仍欠整齐；1例食管下段狭窄较前为轻；1例见癌灶消失；1例中段仍然狭窄，但脱落细胞检查阴性。或每日1～3条壁虎和米炒焦黄，研细粉，分2～3次以小量黄酒调服，连服2～3个月。

> 壁虎咸寒有小毒，祛风定惊结散疏，
> 解毒治疗食管癌，中风瘫痪风湿除，
> 淋巴结核骨髓炎，风痰惊痫恶疮敷。

2. 治瘰疬方　将壁虎焙干研末，装入胶囊。每日3次，每次3粒，用黄酒送服。已溃的可用壁虎干粉，搽于创面口上，外以普通膏药贴敷。或将壁虎焙干研粉，每次服0.6克，每日服3次；或用壁虎1个，鸡蛋1个，将壁虎焙黄研粉，装入蛋内炖熟服，每日1～2个。若为淋巴结核溃破者，可同时用壁虎粉调麻油外敷。

3. 治骨髓炎方　壁虎15克，野菊花15克，地骨皮15克，青蒿12克，癞蛤蟆3克。排脓期加用铁杆蒿3克，每日1剂水煎服，对脓多、肿者，可用煎液外洗，药渣外敷；有大脓及死骨者配合手术。个别患者或急性期加服抗生素。

4. 治破伤风方　壁虎（微炒）7枚，天南星（炮制）30克，轻粉30克，白附子（炮制）30克。共研细粉，炼蜜为丸如绿豆大。每服不计时间，用温酒送服7丸，以汗出为效，未汗再服。

向 日 葵

【附方】治绒毛膜上皮癌方：向日葵花托90克，凤尾草60克，水杨梅全草60克。水煎1～2小时成半胶冻状，口服，每日1剂，30～60剂为1个疗程。

> 向日葵茎髓淡平，清热利尿咳喘停，
> 善治血淋乳糜尿，尿路结石胃癌灵，
> 花盘养血能补肾，降压止痛目眩清。

苦葵鸦葱

【附方】治疗癌症方：苦葵鸦葱、苦菜各500克，熬膏，服时酌加蜂蜜；每次服3克，白开水送服。

> 苦葵鸦葱苦辛寒，清热解毒疗毒安，
> 善治恶疮与瘰子，甲状腺癌胃癌煎，
> 用量九至十五克，外用取汁需用解。

桦 菌 芝

【附方】治小儿疳积方：桦菌芝9克，红石耳12克。水煎服。

> 桦菌芝淡微苦平，消积化瘀抗癌症，
> 主治小儿食积滞，食管癌和胃癌病，
> 子宫癌瘤也可治，十至十二克煎用。

番 杏

【附方】治胃、食管、宫颈癌方：番杏90克，菱茎（鲜草或连壳的菱角）120克，薏苡仁30克，决明子12克。水煎服。

> 番杏味甘微辛平，清热解毒善祛风，
> 消肿抗癌治肠炎，风热目痛败血症，
> 胃癌食管宫颈癌，疔疮红肿服之清。

鼹 鼠

【附方】

1. 治胃癌方　鼹鼠1只，用瓦焙成焦黄色，研成粉末。每次1.5克，黄酒冲服，每日1次。

> 鼹鼠咸寒解毒灵，理气杀虫疗毒平，
> 喘息痛疽恶疮痔，淋病蛔虫胃癌用，
> 焙焦研用五毫克，日服一次黄酒冲。

2. 治疗肿恶疮方　鼹鼠1只，烧焦研面，用醋60克，煎至30克，再加入适量的鼹鼠粉，搅成膏状贴患处，或用麻油调涂也可。

三白草根

【附方】

1. 治肝癌伴腹水、食水不进方三白草根90～120克，大蓟根90～120克。分别煎水去渣后加白糖适量饮服，上午服三白草根；下午服大蓟根。

> 三白草根甘辛寒，利水除湿清热安，
> 解毒消肿治肝癌，尿路结石和感染，
> 肾炎水肿带脚气，湿疹蛇伤疗肿添。

2. 治子宫脱垂方　取鲜三白草根250克切碎，加水适量煮至烂熟时去渣取汁，然后加糯米250克，煮成糯米饭，当晚进食。每日1次，10日为1个疗程，可连续2～3个疗程。

自 消 容

【附方】治牙痛方：自消容叶10片，与咸鸡蛋1枚，同煎咸浓汁，加盐少许饮之；外敷消肿胀。

【实验参考资料】自消容含野百

> 自消容淡性微凉，清热解毒凉血浆，
> 降压利水治肿瘤，白血病和牙痛尝，
> 咳嗽吐血高血压，肿胀小儿头上疮。

合碱 2%～3%，对小鼠肉瘤 S－180、S－37 及淋巴肉瘤 1 号腹水型的生长有显著的抑制作用。大叶猪屎青碱经各种检查，可能系野百合碱，对小鼠移植性肿瘤细胞具有较明显的破坏作用；对瘤细胞的丝核分裂或增殖发育有较明显的抑制，主要在于破坏细胞的蛋白合成和代谢，从而促进其退行性变。野百合碱对犬的亚急性毒性，主要表现为肝脏的严重损害，动物不进食，肝功能衰竭，毒性的潜伏期较长，常于停药后出现。小鼠的急性半数致死量，大叶猪屎青碱腹腔注射时为 700 毫克/千克 ± 57.3 毫克/千克，亚急性半数致死量为 341.7 毫克/千克 ± 17.8 毫克/千克。

魔　芋

【附方】

1. 治脑部肿瘤方　魔芋 30 克，先煎 2 小时，再加苍耳草、贯众各 30 克，蒲黄根、七叶一枝花各 15 克。煎汤滤取清汁内服。

> 魔芋有毒味辛温，消毒散结治瘤本，甲状腺癌颈结核，白血病与脑癌殒，淋巴肉瘤鼻咽癌，痈疗蛇烫跌打损。

2. 治鼻咽癌方　魔芋 30 克，先煎 2 小时，再加枸杞根、鸭跖草各 30 克，重楼 15 克。煎汤滤清汁服。

3. 治淋巴肉瘤方　魔芋 30 克，先煎 2 小时，再加黄药子、天葵子、红木香、七叶一枝花各 15 克。煎汤滤清汁内服。

4. 治甲状腺癌方　魔芋 30 克，先煎 2 小时，再加苍耳草、贯众各 30 克，蒲黄根、海藻、玄参各 15 克。煎汤滤清汁服。

5. 治久疟不愈方　魔芋，何首乌，炖鸡内服。

【实验参考资料】魔芋温浸液有扩张末梢血管（先有一短暂的收缩）、降低血压（兔、犬）、兴奋体外肠管的作用，但均可被阿托品或抗组胺药所拮抗；对大鼠下肢有引起浮肿的作用，对小鼠几无毒性。同属植物华东蒟蒻于初步亚甲蓝试管法筛选实验中对白血病细胞有抑制作用。

补血草

【附方】治功能性子宫出血、宫颈癌、肾盂肾炎、尿血方：二色补血草 15～60 克。水煎服。

> 补血草甘苦性平，活血止血又调经，散瘀益脾并健胃，治宫颈癌漏血崩，痔疮出血胃溃疡，月经不调脾虚肿。

田　螺

【附方】

1. 治宫颈癌放疗后坏死方　取食用田螺数只，洗净去除螺盖，倒伏于清洁容器内（一夜），即可得浅绿色

> 田螺甘咸寒入肠，归胃膀胱清热良，
> 利水止渴治水肿，宫颈癌和黄疸疮，
> 消渴便血目赤肿，脚气耳炎宫垂上。

水液，加冰片细末调成稀糊状备用。待阴道冲洗拭去宫颈局部坏死组织后，即将冰片、田螺涂于坏死面，再将带线棉球塞于阴道内。每日 1 次，10 次为 1 个疗程。一般需 3 个疗程以上。治疗 14 例，基本治愈 4 例（阴道坏死组织消失，全部呈现新鲜肉芽，空洞变浅至消失），好转 8 例（坏死组织减少，部分出现新鲜肉芽组织），无效 2 例。

2. 治肾脏性腹水方　鲜田螺（去壳）2~3 只洗净，和食盐 3 汤匙捣烂，摊于约 9 厘米×9 厘米的玻璃纸上敷于脐部，外以纱布覆盖。每日 1 次，以腹水消失为止。

胡 桃 枝

【附方】

1. 治肿瘤方　胡桃枝与龙葵全草制成核葵注射液，每支 2 毫升，内含胡桃枝 1.0 克、龙葵 0.1 克。肌内注射，

> 胡桃枝甘其性温，治疗肿瘤配龙葵，
> 子宫颈癌加蛋煮，淋巴结核大蓟随，
> 又治瘰疬和疥疮，慢性气管炎效伟。

每日 1~2 次，每次 2~4 毫升。1~2 个月为 1 个疗程，如需要可续用。

2. 治子宫颈癌方　鲜胡桃枝 100 厘米，鸡蛋 4 枚。加水同煮蛋熟后。敲碎蛋壳再煮 4 小时。每次吃鸡蛋 2 枚，每日服 2 次，连续吃。此方可试用于各种癌症的治疗。

3. 治慢性气管炎方　用胡桃枝、佛耳草、薄菜各 30 克，煎煮浓缩成 20 毫升，加糖适量。每次 10 毫升，每日服 2 次，15 日为 1 个疗程。观察 61 例，其中单纯型 11 例，近期控制 3 例，显效 4 例，有效 4 例；单纯型合并肺气肿 29 例，近期控制 4 例，显效 14 例，有效 7 例，无效 4 例；哮喘型 21 例，近期控制 1 例，显效 9 例，有效 7 例，无效 4 例。合并肺气肿者疗效较差。

桃 耳 七

【附方】治宫颈癌、皮肤癌、阴茎癌方：从鬼臼根茎（桃耳七）中提取鬼臼草酯，溶于 75% 乙醇内制成 10%~20% 的溶液。以棉球蘸药液全面地敷布于宫颈肿瘤上，24 小时后去除，视宫颈局部改变情况及阴道黏膜的反

应，每日或隔 1~2 日上药 1 次。多数患者上药 3 次左右，宫颈局部有较明显的白沫出现，白带也见增多，此时可用消炎生肌的散剂与鬼臼草酯液交

桃耳七苦其性温，祛风除湿止咳饮，
治血解毒能止痛，治癌善疗跌打损，
风湿主节心胃痛，月经不调寒咳镇。

替敷，以改善由于肿瘤坏死而致的炎症现象，并能促进宫颈正常组织的恢复。用药后无严重不良反应，但对正常黏膜有刺激作用，并有轻度腹泻和下腹疼痛，经过对症处理后即消失。临床以鬼臼制剂局部敷用试治宫颈癌 5 例，取得不同程度的疗效。

【实验参考资料】 动物实验证明，本品所含鬼臼草酯对恶性肿瘤有一定的抑制作用。

石 上 柏

【附方】 治癌肿方：石上柏（全草干品）25~50 克，瘦肉 30~60 克或大枣数枚，加水 8~9 碗，煎 6 小时，成 1 碗左右。每日服 1 剂，连服 1 月至数月。一般服药后无不良反应，个别出现头晕现象，可能与煎煮的时间长短有关。

石上柏甘平清热，解毒抗癌能止血，
治鼻肺肝咽喉癌，消化道癌上感灭，
绒毛膜皮癌诸炎，乳蛾结膜炎可解。

通 光 散

【附方】 治食管、贲门、宫颈癌及霍奇金病方：通光散 10~120 克，水煎 3 小时以上，分 3 次服，每日服 1 剂。

【实验参考资料】 豚鼠体外气管实验证明通光散总苷有对抗组胺的作用，

通光散苦性微寒，清热解毒止咳喘，
通乳利尿抗癌肿，治喘上感气管炎，
治霍奇金病溲涩，食管宫颈诸癌添。

能缓解因组胺引起的哮喘，但其作用较氨茶碱缓慢。初步认为总苷有较好的祛痰作用，其作用与氯化铵相仿，总苷对肺炎双球菌和流感杆菌有抑制作用。

蛇 莓

【附方】 治癌瘤疔疮方：蛇莓 10~30 克。水煎服。

【实验参考资料】 本品对金黄色葡萄球菌、脑膜炎双球菌及痢疾杆菌、伤寒杆菌、白喉杆菌均可抑制。

蛇莓甘苦寒有毒，清热解毒消肿敷，
感冒惊风白喉治，咽肿黄疸经多服，
菌痢疖腮阿米巴，癌痈烧伤疮疔除。

蛋 不 老

【附方】治疗跌打损伤方：蛋不老 15～30 克。水煎 2 次。早晚各服 1 次。外用上方加猪肉 15 克，水煎洗。

> 蛋不老苦辛平性，祛风除湿善通经，
> 活血消坚止痛妙，虚劳咳嗽感冒平，
> 风湿结核白带病，疮毒肿瘤神经痛。

蒲 葵

【附方】

1. 治绒毛膜上皮癌、恶性葡萄胎肺转移方 蒲葵子、八月炸、半枝莲、穿破石各 60 克，加水 6 碗，煎至 1 碗内服，药渣再煎服 1 次。10 日为 1 个疗程，或同时并用化疗。

> 蒲葵甘涩淡性平，子能抗癌根止痛，
> 主治食管绒毛癌，恶性葡胎白血病，
> 外伤出血血崩止，根制针剂治痛证。

2. 治诸癌症方 葵树子 30 克，水煎 1～2 小时后服，或与瘦猪肉炖服。

马 兰

【附方】治腮腺癌方：马兰头根（白）、野胡葱头各适量，捣烂外敷。

> 马兰辛凉入阳明，清热解毒利湿证，
> 散瘀止血能消积，治咳感冒诸血凝，
> 痞积溃疡腮腺癌，肝肠扁桃腺乳痈。

土 贝 母

【附方】治乳岩方：阳和汤加土贝母 15 克，水煎服。或用大贝母、核桃楇、金银花、连翘各 10 克，加酒、水煎服。

> 土贝母苦凉清热，解毒消肿又散结，
> 主治淋巴结核病，乳痈骨结核疮疖，
> 乳岩外治蛇虫伤，刀割斧砍止出血。

【实验参考资料】本品含贝母碱，浙贝母次碱等。

毛 冬 瓜

【附方】治胃癌、鼻咽癌、乳癌方：毛花杨桃鲜根 75 克，水煎服。10～15 日为 1 个疗程，休息几天后再服，连服 4 个疗程。

> 毛冬瓜淡微辛凉，清热利湿抗癌强，
> 活血消肿解毒功，胃乳食管鼻癌良，
> 结核皮炎痛疮毒，失音乳痈带跌伤。

茄 子 叶

【附方】治乳癌溃烂方：取紫花茄鲜叶晒干或烘干，研细粉，装瓶高压消毒备用。用时将药粉撒在癌的溃

> 茄子甘凉入大肠，归脾入胃清热良，
> 活血止痛能消肿，主治肠风下血病，
> 叶治血淋乳癌痈，肠风痛肿冻疮恙。

烂面上，覆盖两层消毒纱布即可。每天用药 1～2 次。换药时可用淡茶水或生理盐水洗去创面污物，再行上药。上药时须将药粉撒于腐肉最多的创面，不可撒在新鲜肉芽或正常皮肤黏膜上，以免引起湿疹及皮炎。当恶臭已除、渗液停止、创口腐肉脱落或清除干净时应停止上药，否则易使创面扩大，发生疼痛及充血水肿。临床用于不同类型乳癌溃烂患者 50 例，病史最长 3 年，最短 1 个月。上药后均见效果，最快 15 分钟，最慢 1 日。一般恶臭逐渐消除，脓血性渗出液减少，随后疼痛减轻，绿色腐肉逐渐脱落。创面充血水肿改善，创口相对缩小，患者全身症状随之好转。但本药对乳癌溃烂恶臭无根治作用，仍需配合其他治癌方法。

抱 树 莲

> 抱树莲甘淡微凉，清热解毒消肿胀，
> 活血利湿治黄疸，结核疬腮和跌伤，
> 血崩乳癌风湿痛，大便燥结可通畅。

草 贝 母

【附方】治乳癌方：草贝母，龙葵，半枝莲，穿山甲。水煎服。

> 草贝母毒苦性温，平喘止咳镇痛神，
> 抗癌主治气管炎，哮喘痛风乳癌顺，
> 唾腺肿瘤鼻咽癌，研粉兑蜜蒸服吞。

【实验参考资料】本品所含的秋水仙碱抗肿瘤作用较差，而秋水仙酰胺（秋水仙碱加氨水后的合成物）的抗肿瘤作用较明显，如对肉瘤 S－180、S－37，对肝癌的抑制率能达到 70% 左右，对瓦克癌－256 抑制率能达到 60% 左右。秋水仙碱和秋水仙酰胺的有效剂量与中毒剂量比较接近。秋水仙碱和秋水仙酰胺在动物抗肿瘤实验中，发现对脾脏有一定的毒性，在达到有效剂量时均能使脾重下降 50%～60%。秋水仙碱的毒性表现与秋水仙酰胺基本相似，从家兔病理切片结果表明，秋水仙碱对肾脏有一定的损害，而秋水仙酰胺则无明显的损害肾脏的作用。秋水仙碱 24 小时体内总量不超过 6 毫克，其致死量为 20～30 毫克。若经抢救脱险者，后期仍可出现骨髓造血功能障碍，白细胞下降。因其中毒症状与阿托品作用类似，故急救时阿托品以不用为妥。

161

委 陵 菜

【附方】治出血性疾病方：新鲜委陵菜全草 60～120 克（干品 15～30

克）切碎，水煎 2 次。将二次煎液混合，加入少许红糖再煎片刻，分 2 次服，每日 1 剂，必要时可续服 1～2 剂。临床观察治疗功能性子宫出血、月经过多、鼻出血、咯血、血尿和部分癌症出血共 112 例，结果治愈 66 例，有效 29 例。其中对妇科疾病的治疗效果最为满意，内科疾病次之。本品止血作用以根部最强，如 1 例大咯血患者服干根 30 克，次日咯血即停止。

【实验参考资料】委陵菜对阿米巴滋养体有杀灭作用。叶煎剂对麻醉犬的肠管及体外肠管均有抑制作用。委陵菜流浸膏有扩张支气管作用。

> 委陵菜甘微苦平，清热解毒祛湿风，
> 止血善治阿米巴，菌痢肠炎风湿痛，
> 便血子宫癌出血，瘫痪癫痫痈疔疖。

天荞麦根

【附方】

1. 治鼻咽癌方　鲜天荞麦、鲜汉防己、鲜土牛膝各 30 克，水煎服。另取灯心草捣碎含服，另用垂盆草捣烂外敷。

> 天荞麦根辛苦凉，清热解毒活血强，
> 散瘀祛风能利湿，鼻咽癌胸肺脓疡，
> 结核胃痛肝炎痛，痛经经闭带痈伤，
> 能抑球菌和杆菌，以酒制剂效更良。

2. 治肺脓疡方　天荞麦根切片晒干，每 250 克加水或陈黄酒 1 250 毫升，置陶器中密封，隔水蒸煮 3 小时，得净汁约 1 000 毫升。根据年龄和病情轻重，每次 20～30 毫升或 40 毫升，每日服 3 次。一般病例采用水剂；对高热持续，臭痰排出不畅，经久不愈者用酒剂。观察 232 例，治愈率达 86%，治疗前大部分病例均用过抗生素，部分病例已不发热。服用此药后，恶寒发热一般在 1～2 周内消失，臭脓痰排净也常在 1～2 周内。胸痛气短、咯血及不能平卧等症，随排脓量的增多而减轻。X 线透视或摄片，病灶全部吸收消失者 200 例，好转者 32 例，此药用于治疗小儿脓胸、肺炎也有一定疗效。

3. 治菌痢方　天荞麦根 15 克，焦山楂 10 克，生甘草 6 克，水煎服，每日 1 剂。治疗 46 例，多数 1～3 剂见效。

4. 治化脓性感染方　初起用天荞麦鲜叶捣敷患处，每日换药 1～2 次。如炎症严重，当患者有恶寒、发热疼痛时，另用鲜叶 30～60 克，煎后分 2 次服，或用干粉 10～15 克冲服，每日 2 次。治疗疖肿、皮肤外伤感染、急性乳腺炎、蜂窝织炎、深部脓肿等 430 例，均有一定效果。

【实验参考资料】对金黄色葡萄球菌、肺炎球菌、大肠杆菌、绿脓杆菌均有抑制作用。酒剂作用大于水剂。

硇 砂

【附方】

1. 治食管癌方　将紫硇砂放入瓷器内研成细末（避金属）加水煮沸，过滤取汁，加醋（500 克汁加 500 克醋）再煮，先武火后文火，直至煮干，得灰黄色结晶粉末。每日服 3 次，每次 0.9 ~ 1.2 克。

2. 治鼻咽癌方　将硇砂用水溶化成饱和液过滤，取滤液 400 毫升，加醋 200 毫升，用炭火煅制成硇砂粉，装瓶备用。另取天葵子 1 500 克研末，加入 5 千克高粱酒浸 1 周制成天葵酒。用时，先以开水冲服硇砂粉，每日 3 次，每次 0.9 ~ 1.2 克，同时服天葵酒 30 克。还有以硇砂制剂为主，加用中草药，或配合放疗、化疗等治疗鼻咽癌 30 例，也有一定近期效果。

> 硇砂咸苦辛温毒，入肝脾胃消积煮，
> 软坚破瘀能消肿，癥瘕痃癖癌瘤服，
> 经闭目翳痛毒疬，息肉肉瘤腹癌伍。

【实验参考资料】内服适量白硇砂，主要由于刺激胃黏膜而反射性地引起呼吸道黏膜分泌。白硇砂吸收后一部分从呼吸道黏膜排泄，由于渗透压的作用，也有使痰液稀释的作用。紫硇砂对小鼠肉瘤 S - 180、瓦克癌 - 256 及腹水癌均有一定抑制作用。

大 尾 摇

【附方】治痈疖方：大尾摇干品 50 克切碎，加水 1 000 毫升，缓火煎至 500 毫升。每次 20 毫升，每日 3 次饭后服。小儿酌减。治 213 例，服药 1 ~ 3 日痊愈者 37 例；4 ~ 5 日者 96 例；9 ~ 10 日者 52 例；10 日以上者 28 例。

> 大尾摇苦平入肺，清热解毒利尿配，
> 消肿主治肺脓疬，脓胸腹泻痢疾畏，
> 白喉口烂睾丸炎，痈肿肿瘤血癌溃。

【实验参考资料】叶的提取物对小鼠的 Schwartz 白血病（腹水型），具有抗肿瘤作用（延长寿命）。根的水提取液给麻醉猫静脉注射，可降低血压，兴奋呼吸，有抑制蟾蜍心脏作用（醇提取液则无作用）。根的水及醇提取液对于大鼠子宫有显著兴奋作用。根的水提取液对小鼠有轻微毒性，醇提取液则无明显毒性。

凤 尾 草

【附方】治绒毛膜上皮癌方：凤尾草、水杨梅各 60 克，向日葵盘 1 只。水煎服。

【实验参考资料】凤尾草对金黄

> 凤尾草淡微苦凉，入肾胃经清热长，
> 利湿解毒止痢血，治胃肠痈肝炎良，
> 感冒咽痛尿路炎，农药中毒崩带伤，
> 抑金肠痈结核菌，绒癌葡胎可试尝。

色葡萄球菌、大肠杆菌、痢疾杆菌、人型结核杆菌均有抑制作用。煎剂在25%浓度时，对福氏及舒氏痢疾杆菌均无抑制作用（体外试验）。

紫背天葵子

【附方】治乳癌瘰疬方：天葵根1.5克，象贝母6～10克，煅牡蛎10～12克，甘草3克。水煎服。

【实验参考资料】紫背天葵子对金黄色葡萄球菌有抑制作用。

> 紫背天葵甘苦寒，入脾小肠膀胱间，
> 清热解毒消肿结，利尿治痈乳腺炎，
> 瘰疬惊痫溲不利，乳癌蛇伤跌打安。

羊 蹄 根

【附方】

1. 治便秘方　羊蹄根8克，生甘草3克，水300毫升，煎至150毫升。顿服。

> 羊蹄苦酸微毒寒，入心清热通二便，
> 杀虫止血疗鼻衄，功能出血血癌安，
> 紫癜便秘黄水疮，肝炎乳炎痈肿癣。

2. 治汗斑方　鲜羊蹄根适量，捣烂浸醋或磨蜡，取醋液涂擦患部即可。

3. 治跌打损伤方　鲜羊蹄根适量，捣烂用酒炒热，敷患处。

【实验参考资料】羊蹄根煎剂浓缩后，其乙醇提取物对急性淋巴细胞白血病患者的血细胞脱氢酶有抑制作用。

附录1 常用中药简歌

（王同德遗作；王增惠、王生馥整理）

发散风寒药

麻黄逐阴寒，发汗平喘消肿满。
桂枝调营卫，温经通脉治寒痹。
荆芥解表用，清头止血治产风。
防风散风邪，胜湿止痛肠风解。
羌活太阳症，大散风寒周身痛。
生姜性辛散，温中止呕祛风寒。
白芷治头痛，止痒排脓鼻窍通。
藁本散恶风，能治太阳巅顶痛。
细辛散阴寒，除风通窍头痛减。
葱白通阳气，发表和里阴寒去。
苏叶散风寒，宽中除藿定胎安。
辛荑通脑窍，鼻渊鼻塞头痛疗。

发散风热药

柴胡疏肝胆，升阳解表散热寒。
葛根解渴盛，发表病邪传阳明。
蝉蜕清上部，散风发疹除惊哭。
薄荷清头目，发散风热隐疹除。
菊花祛风热，能清头目止泪泄。
野菊敷痈毒，花叶根煎服汗出。
牛子治喉痹，风毒斑疹疮肿去。
蔓荆子散风，能治头痛及脑鸣。

165

升麻散阳明，表热脱陷风疹用。
浮萍入肺经，发汗散疹消水肿。
桑叶散风温，清热止咳疗目昏。
淡豆豉升散，善治温毒达痘斑。
木贼治目疾，发散风热退障翳。

攻下药

大黄通秘结，泻热导滞逐凝血。
芒硝通大便，清热润燥软癥坚。
玄明粉通结，降了心火泻胃热。
番泻叶寒凉，火热内结便秘尝。
芦荟治热痞，泻下杀虫郁火散。

润下药

郁李仁润燥，行气消食利水道。
火麻仁滑利，滋润通便治肠秘。
蜂蜜补中宫，润燥滑肠止咳用。

峻下逐水药

巴豆逐阴寒，泻水蚀疮劫痰涎。
大戟泻水湿，水肿痰饮结聚去。
芫花善逐水，留饮痰癖咳逆畏。
甘遂消水肿，痰饮癥痞二便攻。
商陆消水肿，利便坠痰专下行。
续随子破瘀，消痰消癥消水气。
牵牛利二便，攻积杀虫除水痰。

涌吐药

瓜蒂苦发吐，痰涎宿食能涌除。
藜芦吐风痰，可治痰厥与癫痫。
胆矾吐兼收，催吐杀虫风眼搜。

清热降火药

石膏坠头痛，解肌止渴清阳明。
知母清三焦，肺胃肾热阴火疗。
玄参清咽嗝，热结痈毒浮火克。
芦根清肺胃，生津除烦止呕秽。
栀子凉肺心，泻热能止吐衄淋。
夏枯草开郁，清热散结除瘰疬。
淡竹叶清上，清心清肺解热狂。

清热燥湿药

黄芩清诸热，清肺治淋解疫邪。
黄连治热痢，凉心止泻清肠胃。
黄柏降焦火，骨蒸烦渴湿热药。
龙胆草沉寒，清散肝胆之热烦。
茵陈治黄疸，除湿热而利小便。
胡连治疳惊，凉肝治劳热骨蒸。
秦皮除湿热，目赤红肿痢带截。
苦参除热凝，清便消痢消痈肿。
白鲜除湿痒，疮疥丹毒梅癣良。

清肝明目药

决明子明目，多泪青盲内障除。
青葙子清肝，消障消翳退赤眼。
蒙花润肝燥，风热赤肿云翳扫。
谷精草甘平，疏散风热治攀睛。

清热解毒药

连翘清心胃，散疮能通气血滞。
银花治疮宜，凉散清热解毒痢。
蒲公英散毒，坚肿结核乳痈敷。
地丁解热毒，痈肿疔疮瘰疬除。
射干治咽闭，消痈清肝散结气。
大青泻心胃，凉血解毒治瘟疫。

167

板蓝散温毒，斑疹黄疸皆能除。
青黛入肝经，调敷热毒痄热平。
马勃性轻浮，清肺利咽散热毒。
豆根治咽痛，泻热解毒治喉风。
马齿苋治痢，杀虫通淋消疮癣。
土茯苓利湿，解杨梅毒筋骨拘。
鸦胆子治痢，敷治赘疣截疟疾。
白蔹治疮疡，生肌止痛敷烫伤。
鱼腥草入肺，热毒痈肿效力最。
白头翁入血，热毒赤痢温疟解。
漏芦咸苦寒，通血痂而下乳泉。
山慈菇攻毒，疮痈蛇虫大伤敷。
萱草根治淋，乳痈湿热便涩顺。
青木香涂疮，解毒善除风湿痒。
木鳖子散肿，消瘰能敷乳上痈。

流热凉血药

犀角解心热，清胃除狂凉诸血。
生地退血热，骨蒸崩中吐衄解。
骨皮清血分，骨蒸劳热阴火摈。
牡丹皮凉血，散瘀消痈退阴热。
银胡退虚热，骨蒸疳积劳疟劫。
青蒿除寒热，清暑辟秽亦凉血。
紫草寒通窍，凉血败毒利水道。
白薇凉血药，阴虚发热用之妥。
茅根止吐衄，利尿止咳渴热求。

芳香化湿药

藿香和脾胃，解暑除霍治呕逆。
佩兰性辛平，清暑开胃又和中。
苍术能燥湿，健脾止泻祛风湿。
厚朴散结滞，化湿理气消宿食。
砂仁止呕逆，行气宽中和脾胃。
白蔻止呕秽，温胃消胀散湿滞。
草果祛寒湿，除痰截疟消食积。

利水渗湿药

白茯苓健脾，渗湿行水化痰湿。
木通治咽痛，消肿通淋亦通经。
薏苡除脚气，祛湿利水治痿拘。
车前治热淋，除湿利水催生稳。
猪苓性淡渗，利尿行水治浊淋。
泽泻通尿管，渗湿利水补阴全。
滑石清暑热，渗湿止泻治淋血。
防己祛湿热，水肿脚气利关节。
瞿麦利小便，除湿泻热消肿满。
萹蓄利小便，杀虫除湿除黄疸。
石苇通五淋，利水泻火清肺金。
通草性通导，乳汁能下水肿消。
赤小豆下行，水肿脚气痈毒清。
冬瓜皮利水，水肿胀满服之宜。
地肤治湿毒，通淋利尿疹痒除。
灯心草泻肺，凉心利水治癃闭。
海金沙通淋，郁热茎痛解血分。
金钱草甘寒，利水治淋疗黄疸。
冬葵子滑利，通淋催乳治脚气。
萆薢利湿浊，淋沥风湿痹痛服。
葶苈泻肺喘，下气利水除胀满。

祛风湿药

独活行滞气，专理下焦风湿痹。
秦艽清黄疸，风湿拘挛劳热删。
桑寄生安胎，治痹养血崩漏塞。
威灵仙通经，舒络止痛治痛风。
白花蛇搜风，祛湿善治骨节痛。
豨莶除风湿，生寒熟温治麻痹。
苍耳祛风宁，化湿通窍治鼻渊。
木瓜除呕霍，祛湿舒筋又活络。
虎骨搜风寒，强筋健骨治痹瘫。

伸筋草通络，风湿痹痛用之妥。
千年健祛湿，除风壮骨理诸痹。
寻骨风甘平，活血通络治痹痛。
石楠藤散风，祛湿寒治腰脚痛。

祛寒药

附子除阴寒，温经回阳火归原。
川乌治寒痹，除风理半身不遂。
草乌善走经，风寒湿痹瘫痪用。
天雄补下焦，益精祛寒助阴道。
硫黄大壮阳，除了寒积疗疥疮。
肉桂调血分，助阳温里补命门。
干姜呕家药，祛寒回阳温中可。
吴茱萸散寒，降气止呕治寒疝。
良姜治冷痛，温中散寒禁吐清。
丁香治呃逆，温肾止呕助阳气。
蜀椒善温中，散寒除湿杀蛔虫。
胡椒除阴凝，温中下气治腹痛。
荜澄茄行气，暖胃散寒治呕逆。
荜茇除胃冷，呕吐泄泻及肠鸣。
小香治寒疝，理气开胃积食添。
大茴理霍乱，下气治疝逐胱寒。
艾叶祛寒滞，通经安胎善温里。

止咳平喘药

杏仁沉泻性，止咳消痰逆气平。
兜铃医肺疾，清痰降火治喘急。
枇杷叶泻肺，降气祛痰理咳逆。
紫菀温润肺，化痰止咳止喘息。
冬花温润肺，消痰下气肺痈去。
桑皮泻肺热，止咳平喘水肿解。
百部医肺痨，润肺止咳杀虱蛲。

清化热痰药

贝母解肺郁，清热散结瘰核治。
桔梗散而清，引药上行利咽胸。
前胡祛火痰，下气止咳除喘满。
栝楼治胸痹，润肺宽中又下气。
竹茹清热痰，胃热吐衄呕秽删。
竹沥治失音，消痰降火除烦闷。
天竺黄降痰，凉心定惊治风痫。
青礞石坠痰，下气定惊亦平肝。
海石清热痰，除瘰散核软癥坚。
胆星降火痰，熄风定惊除烦喘。
昆布治瘿瘤，软坚行水痰结抽。
海藻消痰疾，软坚泻热除瘰疬。
常山性暴悍，能截诸疟劫水痰。

温化寒痰药

半夏消痰痞，燥湿和胃止呕备。
白芥开滞疾，止呕定喘除胀益。
白附风痰用，能除湿寒头面风。
旋覆花走散，降痰去壅除胸满。
南星降风痰，燥湿搜风解痉挛。
皂荚通窍关，宣壅异滞祛湿痰。
白前降肺气，咳嗽痰多喘促逆。
苏子性润降，肺肃止呕止痰上。

理气药

陈皮善理气，开胃消胀消痰疾。
青皮除胁痛，解郁疗疝舒肝经。
乌药散气滞，胸腹诸痛皆可治。
腹皮消水肿，消滞消痞善下行。
枳实除胀满，破气泻痰消癥坚。
枳壳除胀满，性同枳实力较缓。
木香治气逆，止痛安胎又健脾

香附解肝郁，行气调经痛痉祛。
川楝治疝痛，泻肝理气亦杀虫。
薤白散诸气，温中通阳治胸痹。
佛手入肺脾，醒脾和胃理滞气。
檀香调膈气，胸腹气痛皆可愈。
沉香达诸气，温中止痛止咳逆。
柿蒂降胃气，配伍丁香治呃逆。
降香散血瘀，降气辟秽腹痛去。
苏梗顺气缓，体虚之人用之安。

活血化瘀药

丹参养活血，祛瘀调经利关节。
赤芍散瘀血，通经止痛泻肝热。
川芎治头痛，行气活血消脓肿。
桃仁破瘀血，破癥通经通血结。
红花入血分，行血通经达痘疹。
益母草利滑，行血调经胎衣下。
鸡血藤调经，行血养血治痹症。
牛膝下如奔，理气活血益肝肾。
王不留下乳，行血通经利小溲。
三棱破瘀积，通经能行血中气。
莪术消积结，通经能行气中血。
水蛭通经闭，堕胎破癥破血瘀。
虻虫攻血结，逐瘀消癥效力捷。
于漆破血癥，攻积通经杀三虫。
土鳖虫破血，通经逐瘀消癥结。
凤仙子下胎，透骨消块开噎嗝。
泽兰行血气，化瘀通经疮肿去。
自然铜接骨，散瘀止痛配乳没。
乳香治痈疽，活血定痛亦排脓。
没药破血癥，疗伤消痈又止痛。
苏木行血分，少活多破治血晕。
穿山甲通经，活血下乳消肿痛。
郁金解气郁，活血破滞治心迷。

玄胡治腹痛，行气活血通月经。
姜黄破瘀血，下气通经利胸胁。
五灵脂散瘀，胃腹胁痛经血滞。
血竭攻血积，收敛止痛能生肌。
刘寄奴通经，善治产后瘀阻痛。

止血药

三七止兼散，吐衄崩便金伤掺。
仙鹤草凉苦，各种出血皆能除。
白及性涩收，止痛消肿生肌肉。
大小蓟止血，吐淋崩衄用之捷。
侧柏叶凉血，血热妄行可用也。
地榆治崩漏，止血止痢盗汗收。
茜草行止血，血瘀血热吐崩截。
蒲黄止活血，生活炒止散瘀结。
棕榈涩收敛，咯血衄血崩漏安。
血余炭苦平，止血瘀散小便通。
藕节消瘀血，止血衄血效最捷。
槐花通大肠，痢痔肠风出血康。
花蕊石止血，咯呕伤衄出血解。
卷柏散瘀血，生破炒止治出血。

开窍药

麝香通经络，开闭散结催生妥。
菖蒲化痰湿，开窍辟秽除厥逆。
牛黄通关窍，清心解毒痉厥疗。
冰片治昏迷，回苏治疮除同翳。
安息香开郁，中风暴厥惊痫医。

安神定志药

朱砂镇心安，坠痰下胎治惊痫。
磁石定眩晕，益智潜阳平虚喘。
枣仁益心肝，安神敛汗治失眠。

柏仁补心脾，宁神养血润肠秘。
远志安神用，祛痰强志灵窍通。
珍珠镇心惊，清肝除翳坠痰壅。
琥珀化血瘀，镇惊安神通淋闭。
夜交藤安眠，养血安神除虚烦。

镇惊熄风药

羚羊治肝胆，定惊定风除热烦。
钩藤熄肝风，泄热除眩止痫惊。
天麻治头痛，祛风解痉医痹证。
全蝎强驱风，镇惊止痛偏枯用。
蜈蚣毒攻毒，熄风止痉敷疮秃。
僵蚕祛风痰，散结熄风解痉挛。
代赭石止血，镇肝降逆除呕热。
地龙熄风热，通络利水痹喘遏。

补气药

人参补诸虚，大补元气救脱疾。
党参益脾肺，补中益气生津液。
紫河车补虚，羸瘦劳损喘促治。
黄芪功补气，升阳固表托痈疽。
甘草和解毒，生凉炙温健脾土。
白术补脾胃，利水止泻祛痰湿。
山药补虚损，涩精止泻固脾肾。
白扁豆健脾，清暑化湿止泻痢。
大枣治血虚，养营安神益胃脾。

助阳药

鹿茸助肾阳，生精益血筋骨强。
苁蓉助相火，补精壮阳腰脚热。
菟丝固精髓，缩便止泻止梦遗。
冬虫草滋肺，益肾止血虚劳畏。
益智止遗泄，温脾补肾固精血。
杜仲治腰痛，强筋安胎壮肾精。

蛇床子壮阳，温肾燥湿除阴痒。
巴戟补肾虚，助阳壮筋祛风湿。
蛤蚧补肺肾，虚劳喘咳效力迅。
狗脊补肝肾，腰膝酸痛散兼温。
骨碎补活血，续伤疗折止肾泻。
沙苑子补肾，固精养肝治目昏。
仙茅益房事，培精兴阳暖腰足。
覆盆子固精，益肾补肝阳痿升。
锁阳补肾虚，助阳起痿止滑遗。
阳起石咸温，治痿早泄补命门。
淫羊藿壮阳，补肾起痿风湿康。
胡芦巴补虚，温肾除痰除冷气。

补血药

当归补行血，头止身养尾破血。
熟地性滞腻，滋阴补肾治血虚。
首乌补肝肾，养血止疟定眩晕。
阿胶善养血，安胎滋阴补劳怯。
龙眼补心脾，益智安神治虚宜。
桑葚补血佳，滋阴补肾乌须发。

养阴药

西洋参养阴，善清虚火亦生津。
白芍平肝胆，血虚发热腹痛删。
沙参养阴者，清肺养胃去虚热。
天冬止肺嗽，养阴生津劳热奏。
麦冬凉心中，润燥止渴止血腾。
石斛养胃阴，消渴燥火热汗医。
玉竹补阴用，肺胃燥热最见功。
百合润肺燥，劳嗽欠咳虚烦疗。
枸杞补劳伤，明目滋阴亦壮阳。
女贞清补阴，滋肾养肝治目昏。
龟板补阴血，益肾利产清虚热。
龟胶退孤阳，能治热汗阴火上。

鳖甲消痞结，滋阴潜阳潮热劫。
蕤仁善养肝，专治目赤昏泪烂。

敛汗涩精药

山萸补肝肾，涩精敛汗益虚人。
乌梅涩滞浊，敛肺安蛔治消渴。
麻黄根止汗，用佐牡蛎旧蕉扇。
五味子生津，敛肺补肾固命门。
金樱子固脱，养阴能涩精带浊。
白果女带安，止咳祛痰缩小便。
莲子固肾虚，弄心涩精健脾俱。
桑螵固下焦，止汗涩精治遗尿。
海螵蛸固精，能止淋带及漏崩。
浮小麦止汗，自汗盗汗用之安。

涩肠止泻药

赤石脂收湿，长肉止血止泻痢。
肉蔻治肠冷，温肾消食止泻同。
诃子止泻功，涩肠敛肺虚咳用。
芡实补脾肾，固精止泻尿失禁。
石灰水止泻，定痛消疮止余血。
石榴皮固涩，止泻杀虫止崩带。
白矾解疮毒，痰涎涌泻滑脱固。
禹余粮收敛，止血止泻崩带安。

消导药

卜子治腹胀，破气消滞祛痰当。
麦芽消食积，和中回乳水湿祛。
谷芽健脾胃，消食消胀增食欲。
神曲消滞积，去胀助土亦下气。
山楂消瘀滞，消胀散结肉积治。
鸡内金消食，消胀治痢除痰滞。

驱虫药

使君治疳积，杀虫多食则伤脾。
雷丸善杀虫，虫积腹痛可见功。
大白杀诸虫，破积行水消水肿。
芜荑杀三虫，消积疗痔治疳惊。
榧子能缓泄，虫积腹痛效力捷。
贯众解疫毒，驱虫清热止血出。
大蒜消毒痈，治痢敷疮杀钩虫。
苦楝皮有毒，驱虫敷治疥癣秃。
宫粉善杀虫，堕胎诸疮湿烂封。

外用药

雄黄解诸毒，杀虫截疟蛇伤敷。
砒霜毒劫痰，蚀疮祛腐治牙疳。
蟾酥毒解毒，消肿止痛辟秽除。
轻粉疮癣涂，杀虫逐水解湿毒。
儿茶止出血，生肌敛疮湿热解。
蓖麻子研贴，逐风散毒治㖞斜。
樟脑通窍关，破滞除虱治疥癣。
大枫子杀虫，善治疥癣杨梅症。
蜂房疗疮肿，治惊祛风虫牙痛。
甘石收湿烂，祛翳消肿止血兼。
松香善治疮，又治风湿疥癣痒。
童便清压血，衄瘀阴火喘烦解。
鸭血解诸毒，金银丹石砒毒服。
青盐降火痰，盖肾杀虫除块坚。
蜀葵子利滑，通淋润肠催生佳。
密陀僧祛痰，镇心止血治惊痫。
斑蝥达少腹，落胎通经攻瘰毒。
硇砂能烂肉，胬肉攀睛皆可除。
熊胆清心肝，去翳杀虫治热疳。
马前通经络，散结止痛风湿遍。
硼砂消热毒，目赤口疮喉痹除。
象皮功收敛，敛疮生肌敷溃烂。

附录 2 中药名索引

184